Mein erster Dienst Augenheilkunde

Bettina Hohberger • Christian Mardin • Antonio Bergua •
Robert Lämmer • Till Hennig • Victoria Zeisberg

Mein erster Dienst Augenheilkunde

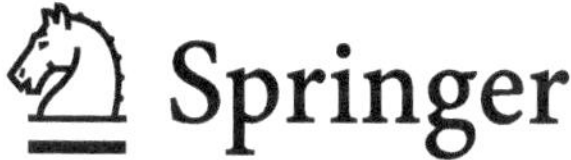

Bettina Hohberger
Augenklinik
Universitätsklinikum Erlangen
Erlangen, Deutschland

Antonio Bergua
Augenklinik
Universitätsklinikum Erlangen
Erlangen, Deutschland

Till Hennig
Augenzentrum PD Dr. med. Bernd Kamppeter
Bayreuth, Deutschland

Christian Mardin
Augenklinik
Universitätsklinikum Erlangen
Erlangen, Deutschland

Robert Lämmer
Augenklinik
Universitätsklinikum Erlangen
Erlangen, Deutschland

Victoria Zeisberg
Augenklinik
Universitätsklinikum Erlangen
Erlangen, Deutschland

ISBN 978-3-662-68406-1 ISBN 978-3-662-68407-8 (eBook)
https://doi.org/10.1007/978-3-662-68407-8

Die Deutsche Nationalbibliothek verzeichnet diese Publikation in der Deutschen Nationalbibliografie; detaillierte bibliografische Daten sind im Internet über https://portal.dnb.de abrufbar.

Springer ist ein Imprint der eingetragenen Gesellschaft Springer-Verlag GmbH, DE und ist ein Teil von Springer Nature.
Die Anschrift der Gesellschaft ist: Heidelberger Platz 3, 14197 Berlin, Germany

Vorwort

Liebe Leser,

Liebe Leserinnen,

wir freuen uns sehr, dass Sie sich für dieses Buch entschieden haben! Die Ophthalmologie ist ein Fach mit vielen verschiedenen Facetten: Ob refraktive Fragestellungen oder chronische Erkrankungen, die Vielfalt an Erkrankungen ist groß. Dies stellt sich auch für alle notdiensthabenden Ärzte und Ärztinnen dar: Patienten mit roten, verklebten Augen werden ebenso zu Ihnen in die Notfall-Sprechstunde kommen, wie auch Personen mit akuter Visusminderung. Sie sehen Patienten in allen Altersgruppen – vom Neugeborenen bis hin zu hochbetagten Personen – die Notfall-Sprechstunde ist abwechslungsreich. Dieses Buch soll seinen Platz in Ihrer Kitteltasche finden und Ihnen als schnelle und unkomplizierte Unterstützung im Notdienst zur Seite stehen. Das Autorenteam teilt mit Ihnen seine teils jahrzehntelange Erfahrung. Kurz und prägnant werden Sie in Stichpunkten das Wichtige finden, an das es sich lohnt, im Notdienst zu denken! Wir hoffen, Ihnen mit diesem Buch einen Begleiter an die Seite stellen zu können, der Sie mit Rat in manch kniffliger Situation unterstützen kann.

Viele Freude beim Lesen wünscht Ihnen

Bettina Hohberger

Aufbau des Buches

Jedes Krankheitsbild wird nach einem einheitlichen Schema dargestellt, um auch unter Zeitdruck im klinischen Alltag eine schnelle und verlässliche Orientierung zu ermöglichen.

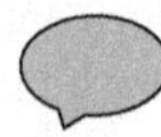

Was sollte in der Anamnese zwingend in Erfahrung gebracht werden?

Welche Befunde sollten in der Untersuchung erhoben werden?

Hier stehen besonders wichtige Hinweise, Warnungen oder Handlungsempfehlungen.

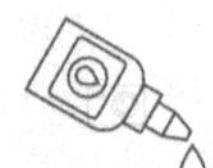

Welche Therapie sollte durchgeführt werden?

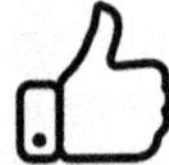

Hier werden praktische Hinweise, Tipps oder Empfehlungen gegeben.

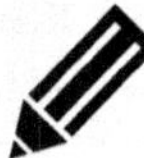

Dieses Feld ist leer und bietet die Möglichkeit, eigene Anmerkungen einzufügen.

Inhaltsverzeichnis

1 Checkliste vor dem ersten Notdienst

B. Hohberger et al., *Mein erster Dienst Augenheilkunde*,
https://doi.org/10.1007/978-3-662-68407-8_1

Vor Ihrem ersten Notdienst lohnt es, Folgendes zu bedenken:

- Haben Sie alles, was Sie für einen Notdienst an „Handwerkszeug" benötigen?
- Kennen Sie die wichtigsten Rufnummern für weiterführende konsiliarische Fragestellungen?
- Ggf. Wer hat an dem Tag Hintergrunddienst und wird Ihnen mit Rat und Tat zur Seite stehen?
- Es lohnt sich, neben den ophthalmologischen Fragestellungen auch Kenntnisse über systemische Mitbeteiligungen aufzufrischen.

2 Vorderer Augenabschnitt

Inhaltsverzeichnis

B. Hohberger et al., *Mein erster Dienst Augenheilkunde*,
https://doi.org/10.1007/978-3-662-68407-8_2

2.1 Lider, Tränenwege, Orbita

2.1.1 Blepharitis

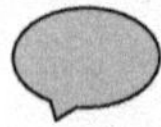

- Zeitpunkt und Dauer der Beschwerden?
- Fremdkörpergefühl?
- Schmerzen? Rötung? Epiphora?
- (Morgens) verklebte Wimpern? Juckreiz? Schuppung der Haut?

- Lidstellung/Lidschwellung (floppy eyelid?)
- Lidkantenverdickung/-hyperämie (anteriore und posteriore Blepharitis?)
- Inspektion der Wimpern, Hinweis auf Demodex-Befall? Meibomdrüsendysfunktion/-entzündung? Exprimierbares Sekret: schaumig/eitrig?
- Tarsale Follikel/Papillen?
- Anfärbung der Kornea: (Keratopathia superficialis punctata? Infiltrate?)

! Einseitige Lidkantenverdickung/-rötung und Madarosis? Hinweis auf Malignität? (z. B. Meibomdrüsen-Ca.)

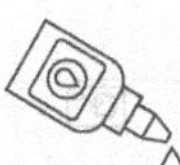

– Lidrandpflege (Cave: Dauertherapie), befeuchtende Augentropfen?
– Ggf. individuell steroidhaltige Augentropfen (Cave IOD-Anstieg?)
– Bei chronischen Beschwerden ggf. Oraycea-Tabletten (Doxycyclin?)
– Bei Demodex-Befall: Blephademodex-Tücher?

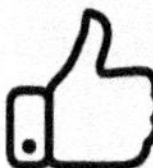

Verstärkt durch z. B. Hauterkrankungen (Neurodermitis, Rosacea u. a.) oder Systemerkrankungen (Rheuma, Diabetes u. a.), Kosmetika, Hormone und Alltagsfaktoren (Klimaanlage, Computerarbeit, trockene Heizungsluft)

Eigenverantwortung, Ausdauer und Konstanz in der Therapie notwendig

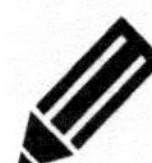

2.1.2 Hordeolum/Chalazion

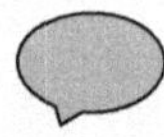

- Zeitpunkt und Dauer der Beschwerden, wiederkehrend?
- Schmerzhaft oder schmerzlos?
- Größenzunahme? Schwellung/Knoten?
- Rötung? Druckgefühl?
- Allgemeinerkrankungen bekannt (z. B. Diabetes oder Hauterkrankungen?)

- Hordeolum: akut, infektiös
- Hordeolum internum (Meibomdrüsen) oder Hordeolum externum (Zeisdrüsen)
- Chalazion: chronisch, nicht infektiös, Meibomdrüsen betroffen
- DD: Lidphlegmone: ausgeprägte Lidschwellung

Talgdrüsen-Ca.: z. A. Histologie machen (z. B. bei rezidiv. Chalazion!)

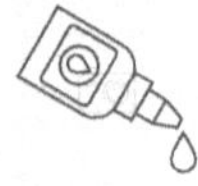

- Lidrandhygiene
- Beim Hordeolum: antibiotische Lokaltherapie oder bei ausgeprägtem Befund sogar systemische Antibiose, Wärme (z. B. 3-4 x tgl. als Kompresse oder Rotlicht)
- Beim Chalazion: z. B. Dexamytrex AT und AS
- Bei Persistenz: Inzision + Kürettage

Rezidivierende Hordeola: konsequente Lidrandpflege, ggf. dermatologische/internistische Abklärung (z. A. Neurodermitis, Diabetes o. ä.); Chalazion bei Kindern: Amblyopiegefahr durch Verlegung der opt. Achse oder Astigmatismus

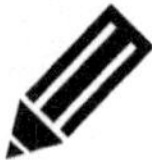

2.1.3 Dakryocystitis

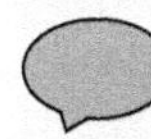

- Lokalisation?
- Epiphora?
- Rötung?
- Schwellung? (Druck-)Schmerzen?
- Eiterentleerung?
- Allgemeinsymptome? Fieber?
- Verletzung?

- Entzündung des Tränensacks durch blockierten Tränennasengang
- Komplikation: Orbitaphlegmone, Dakryophlegmone (Sepsis oder Sinus-cavernosus-Thrombose)
- Ggf. Abstrich zur Keimbestimmung
- HNO-Vorstellung: Mgl. Ursache Veränderungen der Nase
- Bei Kindern häufiger durch Fehlbildung (Hasner-Klappe verlegt)

! Keine Sondierung in der Akutphase: Gefahr der Keimverschleppung

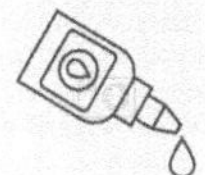

- Antibiotische AT und AS, je nach Befund auch systemische Antibiose möglich
- Inzision zur Entlastung
- Säuglinge/Kleinkinder: Spontanverlauf abwarten, Tränensackmassage
- Erwachsene: Sondierung und Spülung; bei frustraner Durchführung und rezidiv. Entzündung operative Sanierung andenken (Dacryocystorhinostomie z. B. nach TOTI)

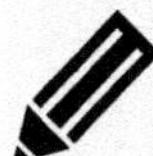

2.1.4 Dakryoadenitis

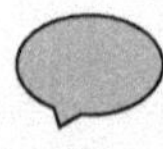

- Lokalisation?
- Rötung? Schwellung? (Druck-)Schmerzen?
- Allgemeinsymptome? Fieber?
- Doppelbilder? Schmerzen bei Augenbewegung?

- Schwellung, superolaterales, periorbitales Ödem, Bindehautinjektion mit und ohne Chemosis, Proptosis
- Ursache kann primär oder sekundär infektiös (bakteriell aber häufiger viral) oder in Kombination mit anderen Erkrankungen sein (z. B. Mumps, Masern, Influenza)
- DD Orbitaphlegmone, Abszess im Lidbereich
- Paragraphenform des Oberlides (laterales Drittel Orbitarand oben)
- Sehr schmerzhaft

Bei chronischem oder chronisch rezidivierenden Fällen: Bildgebung

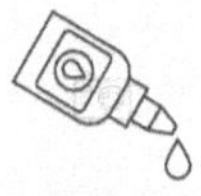

Feucht-warme sowie desinfizierende Umschläge Schmerzmittel, ggf. Antibiose, ggf. Spaltung

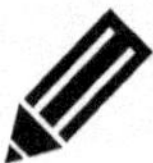

2.1.5 Canaliculitis

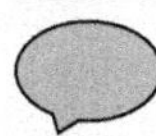

- Epiphora?
- Dauer und Art der Beschwerden?
- Ein- oder beidseitig?
- Schmerzen?
- Eitrig?
- Trauma?
- Punctum plugs?

- Ödematöse Schwellung im Bereich des Canaliculus (meist ist der untere betroffen)
- Tränenpünktchen scheint aufgeworfen, rot, geschwollen
- DD: Dakryocystitis, Karzinom, chronische Konjunktivitis, dislozierter Punctum Plug

!

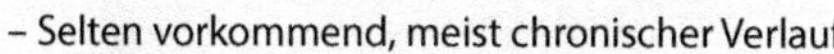

- Selten vorkommend, meist chronischer Verlauf
- Bei therapierefrakärer Konjunktivits daran denken
- Häufigster Erreger: Actinomyces israelii

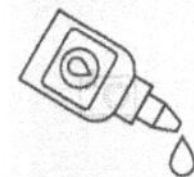

- Konservativer Versuch: warme Kompressen, leichte Massage, antibiotische Lokaltherapie
- In der Regel chirurgisch:
- Inzision und Entfernung der Dakryolithen
- Spülung mit antibiotischer Lösung

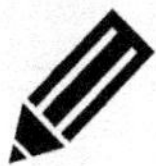

2.1.6 Akute Lidfehlstellung (z. B. Ptosis, Entropium/Ektropium)

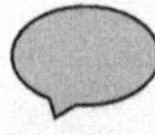

- Beginn? Schwankungen im Tagesverlauf?
- Weitere Auffälligkeiten bemerkt?
- Schmerzen?
- Epiphora?

- Bei Ptosis: Lidspaltenhöhe? Levatorfunktion? Simpson-Test?
- Bell-Phänomen?
- Motilität?
- Pupillen?
- Ursachen bei Ptosis: Aponeurotisch, myogen, neurogen, mechanisch, traumatisch, Pseudoptose
- Bei Entropium/Ektropium: Lidstellung und Lage Tränenpünktchen
- DD: bei Ptosis Myasthenia gravis, Horner-Syndrom, Okulomotorius-Parese, Neoplasien der Lider oder Orbita, CPEO (chronisch progressive externe Ophthalmoplegie)

!

- Anisokorie, Motilitätsstörungen, Proptose, Doppelbilder, Kopf-/Nackenschmerzen
- weitere (neurologische/bildgebende) Abklärung notwendig
- Lagophthalmus: Schutz der Hornhaut bedenken
- Amblyopiegefahr bei Kindern

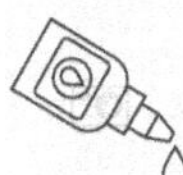

- Behandlung der Ursache
- Zum Schutz der Hornhaut intensive Pflege
- In der Regel operative Versorgung der Lidfehlstellung

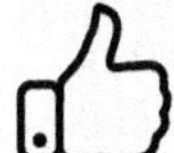

- Fotos (V. a. Ptosis: vllt. schon bekannt?)
- Bei Ptosis, auch Ptosis-Brille denkbar
- bei Entropium auch Pflasterzugverband

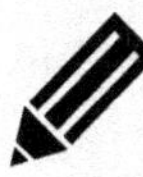

2.1.7 Exophthalmus (akute EO)

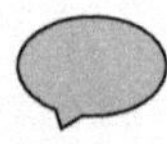

– Schilddrüsenanamnese: Persönliche oder familiäre Vorgeschichte von Schilddrüsenfunktionsstörungen: (Hyperthyreose, Hypothyreose oder M. Basedow). Frühere Schilddrüsenbehandlungen oder Radiojodtherapien.
– Symptomchronologie: Dauer und Verlauf von Augenveränderungen wie: Exophthalmus, periorbitales Ödem, Diplopie, Sicca oder Schmerzen, Lichtempfindlichkeit und Sehstörungen abfragen.
– Systemische Symptome: Hyperthyreose: Herzklopfen, Gewichtsverlust, Hitzeunverträglichkeit? Hypothyreose: Müdigkeit, Gewichtszunahme? oder Kompressionssymptome Dysphagie, Heiserkeit?
– Risikofaktoren: Nikotinabusus, Stresssituationen, Infektionen oder Traumata.
– Augenärztliche/medizinische Vorgeschichte: Frühere Erkrankungen der Orbita, frühere Augenoperationen, Einnahme von Kortikosteroiden oder Strahlentherapien.

Klinische Beurteilung:
- Exophthalmometrie (Hertel)? Oberlidretraktion? periorbitales Ödem? Chemosis? Motilitätsstörungen?
- Expositionskeratopathie? Stauungspapille? kompressive Optikusneuropathie? Visus, Farbsehen, Perimetrie, RAPS prüfen.
- BH-Rötung, Lidödem, Augenschmerzen. Quantifizierung: Clinical Activity Score (CAS)
- Einstufung der Schweregrade des EO gemäß etablierten Leitlinien (z. B. EUGOGO) als *leicht*, *mittelschwer* bis *schwer* oder visusbedrohend

Laboruntersuchungen:
- Schilddrüsenfunktion: TSH, T3, T4, TRAK
- Zusätzliche immunologische Marker können bei atypischen Fällen hilfreich sein.

Bildgebung:
- Orbita-CT oder -MRT ist in atypischen oder schweren Fällen (asymmetrische Proptosis, Verdacht auf Optikusneuropathie) angezeigt: Orbita Tumor? Idiopathische Orbitaentzündung?
- Die Bildgebung kann bei der Planung der Operation und der Quantifizierung der Krankheitsaktivität helfen.

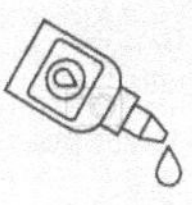

Unterstützende Maßnahmen (für alle Patienten):
- Nikotinentwöhnung, strikte Euthyreose.
- Schutz der Augenoberfläche mit Hyaluronsäure, Präparate und mechanische Maßnahmen bei Exposition, Keratopathie.
- Prismenkorrektur bei störender Diplopie.

Medikamentöse Therapie (aktive, mittelschwere bis schwere Erkrankung oder visusbedrohende Fälle):
- Intravenöse Kortikosteroide (z. B. Methylprednisolon). Die Dosierung muss überwacht werden, um eine Lebertoxizität zu vermeiden.

– Immunsuppressive Therapien (Mycophenolat, Azathioprin, Cyclosporin) oder Biologika (z. B. Teprotumumab, Rituximab, Tocilizumab) können bei steroidresistenten oder steroid-intoleranten Fällen oder bei schwerer Entzündungsaktivität in Betracht gezogen werden.
– Orbitale Radiotherapie kann in ausgewählten Fällen als Zusatztherapie eingesetzt werden.
Chirurgische Therapie:
– *Dringende Orbitadekompression:* bei visusbedrohender kompressiver Optikusneuropathie, die *nicht* auf eine medikamentöse Therapie anspricht, oder bei schwerer Expositionskeratopathie.
– *Rehabilitative Operationen:* Orbitadekompression, Strabismuskorrektur, Augenlidoperationen sind in inaktiven Phasen vorbehalten.

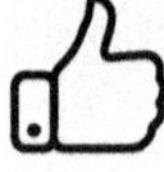

– Frühzeitige, genaue Diagnose und Einstufung des Schweregrades der EO!
– Zusammenarbeit mit Endokrinologen und anderen Fachärzten (HNO, Kieferchirurgie, Radiotherapie) wichtig und für eine wirksame, ganzheitliche Behandlung unerlässlich!
– CT oder MRT der Orbita entscheidend für die Diagnose und Therapieplanung!
– Die Therapie ist stadienabhängig: In aktiven oder visusbedrohenden Fällen ist eine aggressive medizinische (und manchmal chirurgische) Intervention erforderlich!

2.1.8 Entzündungen der Orbita (Präseptale Cellullitis, Phlegmone, Pseudotumor orbitae)

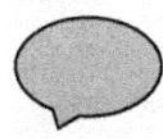

– Symptombeginn und -verlauf: Fragen nach akut auftretendem Augenlidödem, Rötungen, Schmerzen, Fieber, Traumata, Hautinfektionen oder Unwohlsein. Eine kürzlich durchgemachte Infektion der oberen Atemwege oder der Nasennebenhöhlen, eine Zahninfektion, ein Trauma oder ein Insektenstich können auf eine infektiöse Ursache hinweisen.
– Schmerzen und Sehstörungen: Fragen nach der Schwere und Lokalisation der Schmerzen (insbesondere bei Augenbewegungen), Diplopie, Sehstörungen, perimetrische Ausfälle, Photophobie oder Veränderungen der Farbwahrnehmung.
– Systemische Symptome: Fieber? Lethargie? allgemeines Unwohlsein?
– Rezidiv oder Chronifizierung: erste Episode? bereits ähnliche Entzündungen? chronische idiopathische Entzündung (Pseudotumor orbitae?)
– Vorherige Augen-/systemische Erkrankungen: Immundefekte? Autoimmunerkrankungen? Anwendung immunsuppressiver Therapien?

– Präseptale Zellulitis:
– Augenlidödem, Erytheme und Überwärmung, keine Proptosis, Schmerzen bei Augenbewegungen oder Sehstörungen, Augenbewegungen, Visus und Pupillenreaktionen: normal. Zu den systemischen Symptomen können leichtes Fieber und Unwohlsein gehören. Haut- oder Weichteilverletzungen (Mückenstich?) können vorhanden sein.

– Großes Blutbild (auf Leukozytose), Kulturen (wenn möglich), Orbita-CT, Fotodokumentation (Brillenfoto), OCT der Papille.
– Differentialdiagnosen: Orbitalzellulitis, allergische oder virale Konjunktivitis, Kontaktdermatitis.
– Orbitalphlegmone:
– Ödem und Erytheme der Augenlider, *Proptosis*, *Ophthalmoplegie*, Schmerzen bei Augenbewegungen, Chemosis, Sehstörungen, afferente Pupillendefekte (RAPS), Fieber oder systemische Symptome.
– CT oder MRT der Orbita, Blutkulturen, Untersuchung der Nasennebenhöhlen (HNO-Konsil).
– Differentialdiagnosen: Orbitaler Pseudotumor orbitae, Neoplasien, Traumata, endokrine Orbitopathie, systemische granulomatöse Erkrankung, etc.
– Pseudotumor orbitae (idiopathisches orbitales Entzündungssyndrom):
– Häufig subakut oder rezidivierend: Augenschmerzen, *Proptosis*, periorbitales Ödem, Diplopie, Sehstörungen, tastbare Masse?
– Diagnose: klinisch gestellt, unterstützt durch bildgebende Verfahren (kontrastmittelaufnehmende Masse, Myositis oder diffuse Infiltration der Orbita im CT/MRT). Ausschluss einer Infektion, einer endokrinen Orbitopathie oder einer Neoplasie (z. B. Lymphom). Bei nicht therapiekonformen oder atypischen Fällen: Biopsie.
– Systemische Symptome oder Assoziationen (Autoimmunität, Vaskulitis) können diagnostische Hinweise liefern.

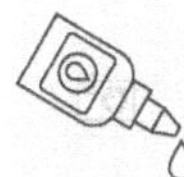

- Präseptale Zellulitis:
- *Leicht:* Ambulante empirische orale Antibiotikatherapie gegen Staphylococcus- und Streptococcus-Spezies, engmaschige Kontrollen.
- *Schwer*: Kinder (< 2 Jahre), immunsupprimiert oder systemisch erkrankte Patienten: stationäre Aufnahme und intravenöse Antibiotikatherapie, orale Therapie nach klinischer Besserung.
- Therapie der zugrunde liegenden Ursache (z. B. Sinusitis); Inzision/Drainage bei Abszessbildung.
- Bei ausbleibendem Ansprechen: Bildgebung zur Abklärung einer Ausbreitung in die Orbita erforderlich, ggf. Biopsie.
- Orbitalphlegmone:
- Immer *stationäre* Aufnahme. Sofortige intravenöse Breitbandantibiotikatherapie, Anpassung anhand von Kultur und Empfindlichkeit. Antibiotikallergie beachten.
- Frühzeitige chirurgische Drainage bei Abszessbildung oder Fortschreiten trotz Therapie.
- Multidisziplinärer Ansatz: HNO für Sinusoperationen, Infektiologie, Mund-Kiefer-Gesichtschirurgie (MKG), etc.
- Pseudotumor orbitae:
- Systemische (oral oder intravenöse) Kortikosteroide sind erste Wahl. Ein schnelles Ansprechen bestätigt die Diagnose.
- Bei refraktären oder rezidivierenden Fällen sollte eine Strahlentherapie oder die Gabe von Immunsuppressiva (Methotrexat, Azathioprin, Mycophenolat, Cyclophosphamid oder Biologika) in Betracht gezogen werden.
- Eine chirurgische Dekompression ist selten erforderlich.

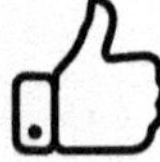

– Sorgfältige Anamnese, vollständige augenärztliche/neurologische Untersuchung!
– Bildgebende Verfahren: CT oder MRT der Orbita entscheidend für die Unterscheidung zwischen präseptaler und orbitaler Beteiligung!
– Infektiöse Ursachen erfordern eine sofortige, aggressive Antibiotikatherapie!
– Pseudotumor orbitae ist eine Ausschlussdiagnose!
– Eine schnelle multidisziplinäre Intervention ist oft erforderlich!

2.2 Konjunktiva/Episklera/Sklera

2.2.1 Konjunktivitis

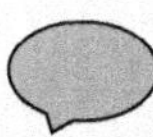

- Seit wann bestehen die Beschwerden?
- Juckt es?
- Besteht ein Fremdkörpergefühl?
- Ist das Sekret eitrig oder wässrig?
- Hat jemand in Ihrer Umgebung eine Augenentzündung?

- BH Chemosis, BH Injektion, Papillen oder Follikel an der BH, gelbes Sekret, wässriges Sekret, speziell BH-Narben, bei V. a. KCE: Plicaschwellung
- Bei V. a. Sinus-cavernosus-Fistel: Episklerale Venenstauung, Exophthalmus, Hirnnervenparese, Echographie (zur Darstellung der V. ophthalmica superior), neurologische Vorstellung
- Bei V. a. Clamydien: BH-Abstrich und BH-Ausstrich

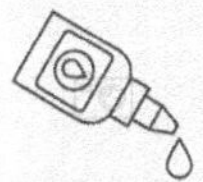

- Bakteriell: antibiotisch (z. B. Floxal EDO AT)
- Viral: symptomatisch (z. B. künstliche Tränen)
- Allergisch: anti-allergische AT (z. B. Vividrin AT)
- Sinus-cavernosus-Fistel: neurologische Weiterbehandlung

Infektiös: Desinfektion, Hygienemaßnahmen beachten, Kontaktlinsen-Karenz; allergisch: Anbindung an Allergologie

Bei Kindern: keine AS bis zum 9. Lebensjahr (Amblyopie-Gefahr)

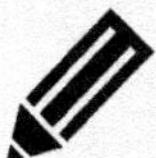

2.2.2 Bindehautfremdkörper

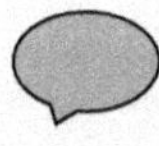

- Dauer der Beschwerden
- Akutereignis erinnerlich
- Fremdkörper-Gefühl, Tränen
- BG-Fall

- Konjunktivaler Reiz
- evtl. Erosio corneae
- Ektropionieren

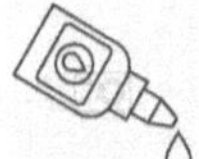

- Entfernung des BH-Fremdkörpers
- Lokale antiobiotische Therapie (z. B. Gentamicin, Polyspectran)

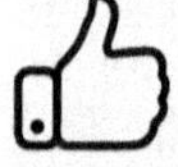

Kratzerartige Erosiones der HH → BH-Fremdkörper unter Oberlid

Bei Kindern: keine AS bis zum 9. Lebensjahr (Amblyopie-Gefahr)

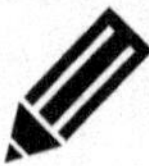

2.2.3 Episkleritis

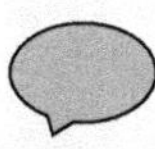

- Seit wann?
- In den vergangenen Tagen viel Stress?
- Schmerzen?

- BH-Injektion (meist sektoriell)

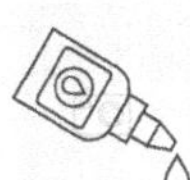

- Selbstlimitierend
- Kortisonhaltige AT oder nicht-steroidale AT

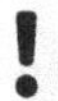

Steroidresponse → IOD Kontrolle angeraten

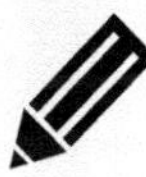

2.2.4 Skleritis

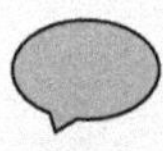

- Seit wann?
- Rheumatische Erkrankung in der Vorgeschichte?
- Schmerzen?

- Oberflächliche und tiefe Gefäßinjektion
- BH Chemosis
- Echographie: Darstellung des „T-Zeichens" (Flüssigkeit im Tenon-Raum) bei Skleritis posterior (optional additiv Papillenödem, Makulaödem, AH-Amotio, Amotio)

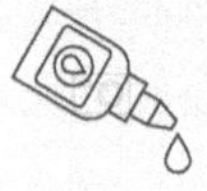

- Akut: lokale und systemische kortisonhaltige oder nicht-steroidale Therapie
- Weiterleitung in Spezialsprechstunde zur interdisziplinären Behandlung mit Rheumatologen

Skleritis und Uveitis sind öfter kombiniert

Steroidresponse → IOD Kontrolle angeraten

2.3 Cornea

2.3.1 Sicca-Syndrom

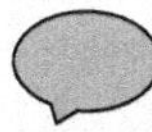

- Zeitpunkt und Dauer der Beschwerden?
- Fremdkörpergefühl?
- Schmerzen? Rötung? Epiphora (Wann? Bildschirmarbeit/Lesen/starker Wind/Lüftung Auto?)
- (Morgens) verklebte Wimpern? Juckreiz? Schuppung der Haut? Allgemeine Erkrankungen (Rheuma, Schilddrüse, atopische Dermatitis, Rosacea?)

- Lidstellung/Lidschwellung (floppy eyelid?)
- Lidkantenverdickung/-hyperämie (anteriore und posteriore Blepharitis?)
- Inspektion der Wimpern, Hinweis auf Demodex-Befall?
- Meibomdrüsendysfunktion (MDD)/-entzündung? Exprimierbares Sekret: schaumig/eitrig?
- Tarsale Follikel/Papillen?
- Anfärbung der Kornea: (Keratopathia superficialis punctata? Brek-up-Time (BUT) < 20 s; ggf. Schirmer-Test zur weiteren Abklärung

- Meistens assoziiert mit Meibomdrüsendysfunktion und/oder Blepharitis
- Ausschlussdiagnose!

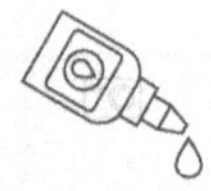

Zwei verschiedene Formen (selten beide)
1. Mangel an Tränenflüssigkeit (wässrige Komponente) --> Schirmer Test reduziert, meist keine Epiphora) --> viel wässrige Tränenersatzmittel (TEM)
2. Mangel an Lipiden/Wachs --> BUT reduziert, MDD --> Gelhaltige/lipidhaltige TEM

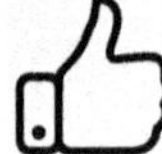

- Patientenedukation! Meist chronisches Problem, regelmäßige Anwendung von TEM
- Auch Therapie einer möglichen MDD oder Blepharitis bedenken (siehe ▶ Abschn. 2.1.1).
- Verstärkt durch z. B. Hauterkrankungen (Neurodermitis, Rosacea u. a.) oder Systemerkrankungen (Rheuma, Schildrüsenerkrankungen u. a.), Kosmetika, Hormone und Alltagsfaktoren (Klimaanlage, Computerarbeit, trockene Heizungsluft)

- Gute Patientenedukation und damit einhergehende Therapie-Compliance verhindert häufige Wiedervorstellungen
- Kein allgemeingültiges Therapiekonzept --> Ausprobieren der Augentropfen, die am besten von dem Patienten vertragen werden

2.3.2 Cornealer Fremdkörper

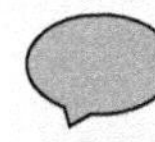

- Zeitpunkt und Dauer der Beschwerden
- Fremdkörpergefühl, Schmerzen; Rötung, Epiphora; optische Veränderungen, die aufgefallen sind
- „etwas ins Auge gekriegt"
- Welche Tätigkeit? Mechanismus? (z. B. Hammer-Meißel-Verletzungen)
- Material (Holz, Metall, Glas?)
- Berufsgenossenschaft/Arbeitsunfall?
- Versuche der Entfernung?

- Anfärben: Erosion oder Fremdkörper sichtbar? Bindehaut intakt?
- Immer ektropionieren
- Vertikale Kratzer: subtarsaler Fremdkörper?
- Hinweise auf Perforation: Seidel? Vorderkammer-Tiefe asymmetrisch? Linsen-/Iris-Defekte? Tensio seitengleich?
- Hinweise auf intraokulären Fremdkörper?
- Infiltrat? VK-Reiz? Tiefe des Fremdkörpers?

!

Bei ausgeprägtem Blepharospasmus topisches Lokalanästhetikum

Cave: Kalk → Verätzung?

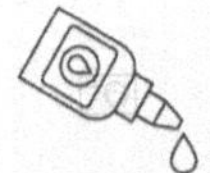

- Suffiziente Oberflächenanästhesie
- Fremdkörper-Entfernung mittels Fremdkörpernadel, Pinzette oder Tupfer (z. B. subtarsal)
- Bei Metall-Fremdkörper auch mit Rosthofentfernung mittels Bohrer
- Prophylaktische Antibiotikatherapie bis Epithelschluss: Anorgischer FK: z. B. Floxal AT 3 x tgl., Floxal AS nachts; alt. Floxal AS GVB (PKW?); organischer FK: z. B. Polyspectran AT; mit Infiltrat: z. B. Vigamox AT 4 x tgl.; mit VK-Reiz: z. B. Cyclopentolat AT z. N. (PKW?)

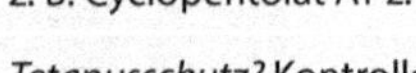

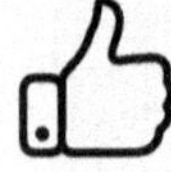

Tetanusschutz? Kontrolle: Bei tiefem Fremdkörper, bei großer Erosio, bei verbliebenem Rosthof (teilw. am 2. Tag leichter zu entfernen) oder Infiltrat/VK-Reiz, nach GVB

Hinweis, dass Fremdkörpergefühl/Schmerz trotzt Entfernung bestehen bleiben kann - v. a. wenn Betäubung nachlässt

2.3.3 Hornhauterosion

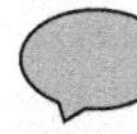

- Zeitpunkt und Dauer der Beschwerden, Auslöser (meist klar benennbar), Fremdkörper?
- Trauma? Contusio bulbi?
- Rezidivierende Beschwerden --> bei rezed. Erosio meist starke Schmerzen direkt nach dem Aufstehen (siehe ► Abschn. 2.3.4)

- Fluoresceinanfärbung, ggf. dann nach Sichtung Lokalanästhetikum wegen Blepharospasmus, dann orientierender Visus
- Lidstellung Entropium/Ektropium/Trichaisis/ floppy eyelid, Lidschluss inatkt?
- Lid ektropionieren (subtarsaler Fremdkörper?)
- Konjunktivaler Fremdkörper?
- Anfärbung Konjunktiva/Hornhaut (Erosio? Konjunktivale Lazeration?)
- Begleitinfiltrat (z. B. marginale Keratitis)?
- Ausmessen der Größe der Erosio
- Hornhautsensibilität (z. B. neurotrophe Keratopathie/herpetische Keratitis)
- Hinweis auf rezd. Erosio (z. B. Map-Dot-Fingerprintdystrophie? Epithellolyse? Narben?)
- Selten: limbale Stammzellinsuffizienz

! CAVE: Erst Anfärbung mit Fluoreszin OHNE Lokalanästhetikum --> Hornhautsensibilität intakt? Contusio bulbi erfragen (siehe ► Abschn. 5.3)

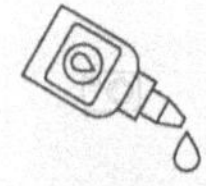

– Behebung möglicher Ursachen --> Trichasiswimpern entfernen, ggf. Zugpflaster bis zur OP bei Entropium
– Antibiotische AT und/oder AS, bei Begleitinfiltrat und Vorderkammerreiz intensivieren; bei herpetischer Genese Acicolvir Augensalbe
– Pflegende Therapie mit TEM/Augensalbe zur Unterstützung der Wundheilung, ggf. Schmerzmedikation
– Bei ausgeprägtem Befund ggf. Augendruckverband mit antibiotischer AS (auch zur Schmerzlinderung) oder Verbandskontaktlinse

– Hinweis, dass nach Abklingen des Lokalanästhetikums die Beschwerden sich erstmal wieder verschlimmern
– Bei Epithelloyse mit Epithellefzen ggf. kleine, lokale Abrasio cornae mit Hockeymesser (schnellere und bessere Heilung)
– Augensalbe zur Nacht möglichst lang zur Verhinderung einer rezed. Erosio (siehe ► Abschn. 2.3.4)

– Augendruckverband = Fahrverbot!
– Therapie je nach Ursache
– Bei ausgeprägten herpetischen Epitheldefekten kann eine stationäre Aufnahme sinnvoll sein

2.3.4 Rezidivierende Erosio Cornae

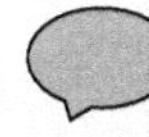

- Zeitpunkt und Dauer der Beschwerden (z. B. Schmerzen, Fremdkörpergefühl, Visusreduktion, gerötetes Auge, Fotosensibilität), Auslöser (meist initiales Trauma, ggf. länger her)
- Typische Beschwerden: morgens/nachts beim Öffnen des Auges plötzlicher, stechender Schmerz
- Bisherige Therapie

- Hornhautsensibilität (z. B. neurotrophe Keratopathie/herpetische Keratitis), erst dann
- ggf. Lokalanästhetikum wegen Blepharospasmus, orientierender Visus
- Lidstellung Entropium/Ektropium/Trichaisis/ floppy eyelid, Lidschluss intakt?
- Fluorescein-Anfärbung Konjunktiva/Hornhaut (Erosio/Epithelschlussleiste)
- Epithel unruhig, Map-Dot-Fingerprintdystrophie (ggf. im regredienten Licht besser sichtbar), narbige Veränderungen?

! Bei jungen Patienten ist teilweise aufgrund der schnellen Wundheilung bei Vorstellung ggf. nur noch eine Epithelschlussleiste/unruhiges Epithel zu sehen

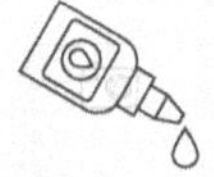

– Antibiotische AT und/oder AS, je nach Ausprägung und Vorderkammerreiz intensivieren
– Ggf. TEM/Augensalbe zur Linderung der Beschwerden, ggf. Schmerzmedikation
– Bei ausgeprägtem Befund ggf. Augendruckverband mit antibiotischer AS (auch zur Schmerzlinderung)
– Im Verlauf bei Entwicklung einer Narbe ggf. topische Steroide

– Vor Abrasio cornae Therapieversuch mit Verbandkontaktlinse
– Ggf. Uhrglasverband zur Nacht (z. B. bei floppy eyelid, neurotropher Keratopathie)

Langfristig pflegende Augensalbe zur Nacht zur Prophylaxe

2.3.5 Infektiöse Keratitis

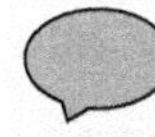

- Zeitpunkt und Dauer der Beschwerden (z. B. Schmerzen, Fremdkörpergefühl, Visusreduktion, gerötetes Auge)
- Trauma/Fremdkörper erinnerlich?
- Kontaktlinsenträger?
- Vorerkrankungen/Immunsuppression?
- Häufige Anwendung von lokalen Steroiden?

- Hornhautsensibilität (z. B. neurotrophe Keratopathie/herpetische Keratitis), Prüfung der Hornhautsensibilität, erst dann
- ggf. Lokalanästhetikum wegen Blepharospasmus, orientierender Visus
- Lidstellung, Blepharitis?
- Fluoreszinanfärbung Konjunktiva/Hornhaut (Erosio/KSP?)
- Hornhautinfiltrate --> Größe, Eindringtiefe, Begrenzung (scharf/gefiedert), Satelliten (Pilze?), Ringinfiltrat, Perineuritis (Akanthamöben)
- Vorderkammerreiz bis hin zum Hypopyon (pyramidenförmig = V. a. Pilze) --> Durchwanderungskeratitis

CAVE: Bei Kontaktlinsen assoziierter Keratitis ggf. Kontaktlinsenbehälter aufbewahren für mikrobiologische Kultur

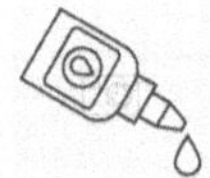

– Antibiotische AT und/oder AS, je nach Ausprägung des Infiltrats und bei Vorderkammerreiz intensivieren
– Bei herpetischer Genese --> Acicolvir Augensalbe, ggf. auch systemische Therapie
– Bei mykotischer Genese --> Antimykotika, lokale Steroide

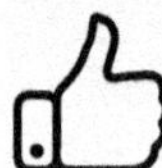

– Vor Beginn der Antibiose Hornhaut-Scraping zur mikrobiologischen Untersuchung
– Ggf. Doppeltherapie mit zwei verschiedenen antibiotischen Augentropfen
– Bei V. a. mykotische Keratitis/Akanthamöben --> Konvokale Mikroskopie durch Facharzt/Oberarzt

– Im Dienst ist die Therapieeinleitung mit antibiotischen Tropfen im Zweifelsfall der richtige Schritt, da die bakteriellen Keratitiden meist am fulminantesten verlaufen
– Bei ausgeprägten Befunden und Durchwanderungskeratitis ggf. stationäre Aufnahme erwägen

2.3.6 Hornhaut-Ulcus

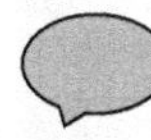

- Zeitpunkt und Dauer der Beschwerden (z. B. Schmerzen, Fremdkörpergefühl, Visusreduktion, gerötetes Auge)
- Trauma/Fremdkörper erinnerlich?
- Kontaktlinsenträger?
- Vorerkrankungen/Immunsuppression?
- Häufige Anwendung von lokalen Steroiden?
- Vorangegangene Therapie?

- Hornhautsensibilität (z. B. neurotrophe Keratopathie/herpetische Keratitis), Prüfung der Hornhautsensibilität, erst dann
- ggf. Lokalanästhetikum wegen Blepharospasmus, orientierender Visus
- Lidstellung, Blepharitis?
- Fluoreszinanfärbung Konjunktiva/Hornhaut
- Stromale Verdünnung, endotheliale Reaktion, Zeichen einer Perforation (Seidel positiv, Tensio?)
- Hornhautinfiltrate --> Größe, Eindringtiefe, Begrenzung, Ringinfiltrat? Perineuritis (Akanthamöben?)
- Vorderkammerreiz bis hin zum Hypopyon (Durchwanderungskeratitis?)

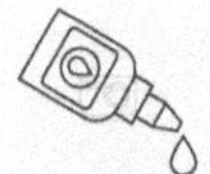

– Antibiotische AT und/oder AS, je nach Ausprägung des Befundes und bei Vorderkammerreiz intensivieren
– Bei herpetischer Genese --> Acicolvir Augensalbe, ggf. auch systemische Therapie
– Bei mykotischer Genese --> Antimykotika, lokale Steroide

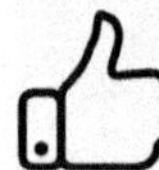

– Bei ausgeprägtem Befund vor Beginn der Antibiose Hornhaut-Scraping zur mikrobiologischen Untersuchung
– Ggf. Doppeltherapie mit zwei verschiedenen antibiotischen Augentropfen
– Bei V. a. mykotische Keratitis/Akanthamöben --> Konvokale Mikroskopie durch Facharzt/Oberarzt

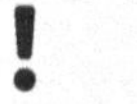

– Bei Perforation Augenklappe und Verbot, an den Augen zu reiben!
– Bei ausgeprägten Befunden ggf. stationäre Aufnahme erwägen

2.3.7 Akuter Keratokonus (Akuter kornealer Hydrops)

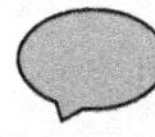

- Zeitpunkt und Dauer der Beschwerden (z. B. Visusreduktion, Schmerzen, Fotosensibilität)
- Auslöser (Augenreiben, Trauma?)
- Vorgeschichte (Keratokonus bekannt?)
- Allgemeine Erkrankungen (atopische Dermatitis, Down-Syndrom?)

- Visus
- Ggf. Lokalanästhetikum wegen Blepharospasmus
- Fluoreszinanfärbung Konjunktiva/Hornhaut (Seidel positiv?)
- Massives, meist zentrales Hornhautödem
- Inspektion des Partnerauges (Hinweis auf Keratokonus?)
- Falls möglich: Vorderabschnitts-OCT --> Darstellung der abgelösten Descement-Membran/-Ruptur

Cave: Ein positiver Seidel Test bedeutet meist ein Durchsickern des Kammerwassers durch die Kornea, seltener eine Perforation
Der akute korneale Hydrops ist manchmal das erste Symptom eines Keratokonus

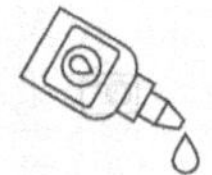

- Antibiotische Augentropfen zum Infektionsschutz
- Hypertone Salztropfen zur Reduktion des Ödems
- Ggf. topische Steroide/antiglaukomatöse Augentropfen/Cycloplegica

Hinweis auf Keratokonus (schwierige Brillenanpassung mit wechselnden Werten?)

CAVE: Kein einheitliches Therapieschema: Häufig spontaner Heilungsverlauf in den nächsten Monaten (oft mit Narbenresiduum). Selten operatives Vorgehen im Verlauf notwendig

2.4 Iris

2.4.1 Iridozyklitis

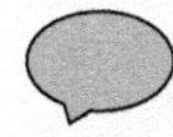

– Symptombeginn und -verlauf: Augenschmerzen? Lichtempfindlichkeit? Limbale Rötung? verschwommenes Sehen? Floaters?
– Begleitende systemische Symptome: Gelenkschmerzen? Hautausschläge? Rückenschmerzen? Genitalgeschwüre? Mundgeschwüre? Gastrointestinale Symptome? Frühere systemische Infektionen? HLA-B27?
– Lateralität und Rezidive: Einseitig? Beidseitig? Frühere ähnliche Episoden?
– Augenanamnese: Frühere Augenverletzungen oder -operationen? Verwendung von Augentropfen?
– Medizinische und familiäre Anamnese: Autoimmunerkrankungen (z. B. Spondylitis ankylosans)? Kürzlich durchgemachte Infektionen? Einnahme von Medikamenten? Rheumatologische oder entzündliche Erkrankungen in der Familie?
– Systemische Risikofaktoren: Immunsuppression? Kürzliche Auslandsreisen? Risiken für Tuberkulose oder sexuell übertragbare Infektionen (Syphilis, HIV?)

- Spaltlampenbiomikroskopie:
- Vorderkammerzellen und Flare (nach SUN-Kriterien bewertet)
- Retrokorneale Präzipitate?
- Ziliäre Injektion?
- Hintere oder vordere Synechien?
- Hypopyon?
- Visus und IOD: Ausgangsstatus? Kortisonresponder: Nebenwirkungen oder Komplikationen (z. B. sekundäre okuläre Hypertension oder Glaukom)
- Tonometrie: Erhöhter oder verminderter IOD möglich.
- Fundusuntersuchung *in Mydriasis*: Glaskörperzellen? Snowballs oder banks? Gefäßeinscheidungen der retinalen Gefäße, Retinanarben oder frische Infiltrate? Nekroseareale der Retina? Whitedots? Netzhautblutungen, etc.
- Zusätzliche Untersuchungen in Betracht ziehen:
- Großes Blutbild, BKS/CRP, ANA, ANCA. ACE, HLA-B27, ACE, TPHA-Serologie, Quantiferon-Test, RF, usw.
- Röntgenthorax
- OCT der Macula (CMÖ?) oder Papille (Papillitis?)
- Gezielte infektiologische Abklärung (z. B. PCR auf Herpesviren: Kammerwasseraspiration).
- Überweisung zur systemischen Abklärung und Therapie bei rezidivierenden oder bilateralen Fällen zu einem *Uveitiszentrum*.

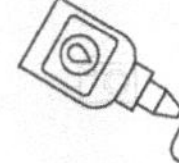

- *Initialtherapie:*
- Topische Kortikosteroide: Erstlinientherapie (z. B. Prednisolonacetat, häufig zu Beginn dosiert).
- Zykloplegische/mydriatische Tropfen (z. B. Cyclopentolat, Atropin): Vorbeugung der posteriorer Synechien.
- *Begleit–/Zweitlinienbehandlungen:*
- Periokulare, intravitreale oder systemische Steroide: Bei schweren, refraktären oder bilateralen Fällen.
- Systemische Immunsuppression bzw. Biologika: Bei nicht infektiösen, steroidresistenten oder visusgefährdenden chronischen Entzündungen (Ciclosporin, MTX, Mycophenolat, Azathioprin, Adalimumab, usw.).
- *Antibiotika–/Antivirale–/Antimykotika:* Bei infektiösen Ursachen.
- *Kontrolle und Nachsorge:*
- Häufige Kontrollen in der akuten Phase (alle paar Tage), um das Ansprechen zu beurteilen und die Therapie anzupassen.
- Kontrolle der Nebenwirkungen von Steroiden (okulare Hypertension, Katarakt) und sekundäre Komplikationen der Iridozyklitis (Glaukom, hintere und vordere Synechien, CMÖ, etc.).
- *Behandlung der zugrunde liegenden systemischen Erkrankung:* Bei chronischer/rezidivierender oder systemisch assoziierter Iridozyklitis ist die Zusammenarbeit mit Internisten oder Rheumatologen entscheidend.

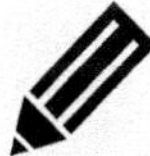

2.4.2 Irisanomalien

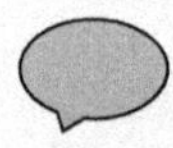

– Symptombeginn und -dauer: Angeboren? Erworben? Einseitig, beidseitig?
– Symptome: Sehstörungen, Lichtempfindlichkeit, monokulare Diplopie, Blendung, Schmerzen, etc.
– Systemische Assoziationen: Systemische Befunde? Familiäre Vorfälle? Hörverlust? Zahnanomalien? Gesichtsdysmorphien?
– Augenanamnese: Augenverletzungen? Intraokulare Operationen? Vordere Uveitis?
– Medizinische und familiäre Anamnese: Bekannte genetische Störungen? Autoimmunerkrankungen? Familienanamnese?
– Entwicklungs- oder Perinatalanamnese: Pädiatrische Patienten: bekannte Entwicklungsstörungen? Perinatale Komplikationen.

– Spaltlampenbiomikroskopie:
– Kolobom: Schlüssellochförmiger Irisdefekt, häufig inferonasal, oft in Verbindung mit anderen okulären Kolobomen.
– Aniridie: Teilweise oder vollständige Fehlbildung der Iris, kann mit Nystagmus und Foveahypoplasie einhergehen.
– Corectopia: Verschiebung der Pupille aus ihrer normalen zentralen Position.
– Polycoria: Vorhandensein von mehr als einer Pupillenöffnung.
– Iris-Hypoplasie/Atrophie: Ausdünnung oder Unterentwicklung des Irisstromas.
– Iris-Knötchen oder -Zysten: Können beim ICE-Syndrom, bei der Cogan-Reese-Variante oder bei angeborenen Zysten auftreten.

– Iris Mammilationen: villiforme Auswüchse, die die Iris bedecken können, einseitig und sporadisch.
– Heterochromie: Variation der Irisfarbe *zwischen* beiden Augen, angeboren oder erworben.
– Irisbikolor: Variation der Irisfarbe *innerhalb* eines Auges, angeboren oder erworben.
– Gonioskopie: Beurteilung der Kammerwinkelstrukturen, besonders relevant bei Dysgenesie des vorderen Augenabschnitts (z. B. Axenfeld-Rieger-Syndrom, Iridogoniodysgenesie), auf der Suche nach einer nach vorne verschobenen Schwalbe-Linie oder peripheren vorderen Synechien (Z. n. Iridozykliits?).
– Vordere Augenabschnitt-OCT oder UBM: Anomalien des Irisstromas, periphere Iris oder des Kammerwinkels?
– Fundusuntersuchung in Mydriasis: Bei Vorliegen eines Koloboms (z. B. Aderhautkolobom), da sich dieses nach posterior ausdehnen kann.
– Genetische Untersuchung und Beratung: Karyotypisierung (bei Verdacht auf eine Chromosomenanomalie, z. B. Cat-Eye-Syndrom, Trisomie 21, etc.). Systemische Untersuchung auf syndromale Merkmale.
– Zusätzliche Untersuchungen: In atypischen Fällen können Labor- und molekulare Untersuchungen die Diagnose klären, insbesondere bei syndromalen oder familiären Erkrankungen.

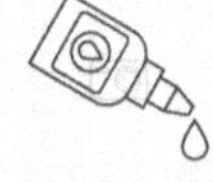

– *Beobachtung:* Viele gutartige, asymptomatische angeborene Irisanomalien (z. B. sektorale Heterochromie, stabile Corektopie/Polycoria) erfordern keine Intervention.
– *Sehhilfen:* Bei Sehstörungen kann eine refraktive Korrektur erforderlich sein.
– *Behandlung von Photophobie:* Getönte oder Kanten-Gläser oder individuell angepasste Kontaktlinsen mit Irisdruck bei Aniridie oder großem Kolobom.
– *Behandlung von Komplikationen:*
– Glaukom: Regelmäßige Überwachung des Augeninnendrucks, Goniotomie, Trabekulektomie oder medikamentöse Therapie nach Bedarf, insbesondere bei Anomalien in Verbindung mit einer Dysgenesie des vorderen Augenabschnitts (z. B. Axenfeld-Rieger-Syndrom, ICE-Syndrom).
– *Katarakt/Hornhautödem:* Gemäß den Standardindikationen, mit Vorsicht bei komplexer Dysgenesie des vorderen Augenabschnitts.
– *Amblyopieprävention:* Bei Kindern mit erheblicher Beeinträchtigung der Sehachse.
– *Chirurgie:* Bei schweren Defekten kann eine kosmetische oder funktionelle Pupilloplastik oder die Implantation einer künstlichen Iris in Betracht gezogen werden.
– *Systemische/syndromale Anomalien*: Multidisziplinäre Behandlung von Patienten mit syndromalen Formen (z. B. genetische Beratung bei Aniridie oder Axenfeld-Rieger-Syndrom).

2.4.3 Iristumoren

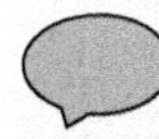

– Symptombeginn und -verlauf: Zufallsbefund? Veränderung der Irisfarbe? Sichtbare Raumförderung? Rötung? Augenschmerzen? Photophobie? Verschwommenes Sehen? Hyphema?
– Dauer: Wachstum des Tumors? Veränderungen in Form, Größe, Pigmentierung oder neuen Augensymptomen wie monokuläre Diplopie oder okuläre Hypertension oder Glaukom?
– Okuläre Vorerkrankungen: Traumata? Intraokuläre Operationen? Frühere Tumoren? Vordere Uveitis?
– Systemische Anamnese: Bekannte systemische Malignome (Mamma-Ca, Prostata-Ca)?

Klinische Untersuchung:
– Spaltlampenbiomikroskopie: Tumorgröße? Lokalisation? Farbe (pigmentiert vs. nicht pigmentiert)? Oberflächenmerkmale (glatt vs. knotig)? Vaskularisation? Auswirkungen auf die umgebende Iris (Ektropium uveae?) und die Kammerwinkelstrukturen, Korektopie? Hyphema? oder sekundäres OHT oder Glaukom?
– Vermessung und Dokumentation der Tumordicke und des Basaldurchmessers
– Bildgebung:
– UBM bzw. OCT des vorderen Augenabschnitts.

- Fotodokumentation.
- Klassifizierung von Iris-Tumoren:
- *Melanozytär:* Iris-Nävus, Melanozytom und Iris-Melanom.
- *Zystisch:* Pigmentepithelzysten (am häufigsten), Stromazysten.
- *Nicht-melanozytisch:* Schwannom, Hämangiom, Leiomyom, Medulloepitheliom (vor allem bei Kindern) und Metastasen.
- Biopsie
- Bei unklaren Läsionen oder wenn vor der Behandlung eine Bestätigung der Malignität erforderlich ist.
- Systemische Untersuchung (Staging): Untersuchung auf Metastasen

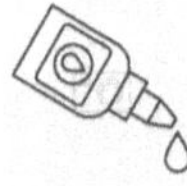

- Beobachtung:
- Kleine, stabile, gutartige Läsionen (z. B. Irisnaevus ohne Wachstum).
- Medizinische Behandlung
- In der Regel nicht erforderlich. Ausnahme: entzündliche oder sekundäre OHT oder Glaukome.
- Weiterleitung in die Regelsprechstunde
- Behandlung von Komplikationen
- OHT, Sekundäres Glaukom, etc.

2.5 Lens

2.5.1 Subluxierte Lens

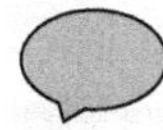

- Seit wann sieht der Patient Doppelbilder?
- Akut oder allmählich?
- Monokular, binokular?
- Vorperationen? Wenn ja, wann, was? Normaler Verlauf?
- Trauma, PEX? Marfan-Syndrom oder andere Stoffwechselerkrankungen?
- Schmerzen?

- Visus– Spaltlampenbefund
- Intraokularer Druck
- Mydriasis
- Phakus, Pseudophakus? Mature Linse?
- Zonulafasern? Kapselstrukturen sichtbar?
- Wohin ist die Linse subluxiert?
- Peripherer Fundus?
- Bei Bedarf B-Bild Echographie
- Bei Marfansyndrom evtl. Herzecho
- Was macht der Patient für einen Eindruck? Großwüchsig-/, Kleinwüchsigkeit, mentaler Zustand?

!

CAVE: Tensioerhöhung bei PEX und traumatischer Vorderkammerblutung, Phakolyse
Systemische Besonderheiten bei Marfan-Syndrom und Homocystinurie beachten

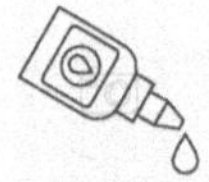

- Bei Bedarf Augeninnendrucksenkung
- Eventuell Okklusion wegen störenden Doppelbildern
- Eventuell antiinflammatorische Therapie
- Zeitnahe Operationsplanung zur Revision

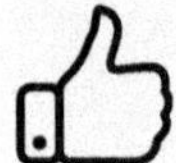

- Operationsvarianten besprechen
- Anästhesieform besprechen
- Blutgerinnungshemmer abfragen
- Eventuell Linsenberechnungsformel überdenken

Aufklärung über mögliches Fahrverbot bei störenden Doppelbildern oder deutlich reduziertem Visus

2.5.2 Luxierte Lens

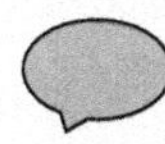

- Seit wann sieht der Patient verschwommen?
- Trauma erinnerlich?
- Monokular, binokular?
- Vorperationen? Wenn ja, wann, was? Normaler Verlauf?
- Schmerzen?
- PEX? Marfan-Syndrom oder andere Stoffwechselerkrankungen?

- Visus mit Aphakieausgleich
- Spaltlampenbefund, Linse in Vorderkammer oder Glaskörperraum? Iris, Bulbus intakt?
- Intraokularer Druck, Zellen?
- Mydriasis?
- Phakus, Pseudophakus, Kapselstrukturen, mature Linse?
- Peripherer Fundus?
- Bei Bedarf B-Bild Echographie
- Bei Marfan-Syndrom evtl. Herzecho
- Was macht der Patient für einen Eindruck? Großwüchsig-/, Kleinwüchsigkeit, mentaler Zustand

!

CAVE: Tensioerhöhung bei PEX und traumatischer Linsenluxation in die Vorderkammer, Phakolyse
Systemische Besonderheiten bei Marfan-Syndrom und Homocystinurie beachten

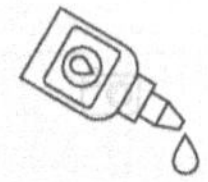

- Bei Bedarf Augeninnendrucksenkung
- Eventuell antiinflammatorische Therapie
- Bei Luxation in die Vorderkammer Reposition in Mydriasis
- Zeitnahe Operationsplanung zur Revision

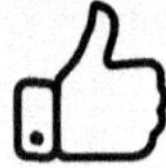

- Operationsvarianten besprechen
- Anästhesieform besprechen
- Blutgerinnungshemmer abfragen
- Eventuell Linsenberechnungsformel überdenken

Aufklärung über Fahrverbot bei fehlendem Refraktionsausgleich

2.6 Akutes Glaukom

2.6.1 Pupillarblock-Winkelblockglaukom

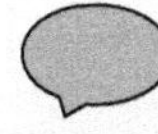

- Schmerzen (halbseitiger Kopfschmerz)?
- Übelkeit/Erbrechen?!
- Hyperopie
- Patientenalter

- Rotes Auge
- Mittelweite entrundete lichtstarre Pupille oder träge schwach ausgeprägte Lichtreaktion
- Im Zugang eingeengter/verschlossener Kammerwinkel (van-Herick-Klassifikation)
- Hornhautdekompensation
- Intraokularer Druck (Applanationstonometrie)
- Refraktion (Brillenwerte)

!

CAVE: Bei fehlendem Funduseinblick und atypischer Befundkonstellation (Pseudophakie, Antikoagulation) - B-Bild-Echographie!
CAVE: Keine systemische Therapie mit Acetazolamid bei Niereninsuffizienz, Leberschäden und bekannter Allergie gegen Sulfonamide!

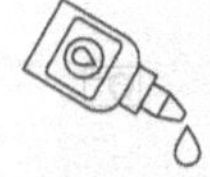

1.) Sofortige Augeninnendrucksenkung! (Pilocarpin-AT 2 % alle 5–10 min., Timolol-AT 0,5 %, Brimonidin-AT, Acetazolamid 500 mg i. v., ggf. Manitol 10 % 500 ml als Kurzinfusion) antiinflammatorische Therapie (Prednisolonacetat-AT 1 %)
2.) YAG-Laser-Iridotomie (wenn der Einblick/HH-Situation dies zulässt)
Zeitnahe Operationsplanung (wenn der Glaukomanfall nicht medikamentös durchbrochen werden kann oder nicht durch Iridotomie gelöst werden kann, ggf. chirurgische Iridektomie noch am gleichen Tag!)
3.) Engmaschige Tensionskontrolle (T-Profil) und Phako/HKL (im Laufe der nächsten Tage oder im Intervall)

Operationsvorbereitung:
- Blutgerinnungshemmer erfragen und pausieren!
- Anästhesieform besprechen
- Linsenberechnung einschließlich Partnerauge nach HH-Aufklärung

Pilocarpin-AT 2 % prophylaktisch auch am kontralateralen Auge 3x tgl. und zur Nacht mindestestens bis zur Durchführung der YAG-Iridotomie

!

CAVE: Tensioerhöhung bei PEX und Subluxierter Linse (deutlich erhöhtes intraoperatives Komplikationsrisiko)

2.6.2 Ziliolentikulärer Block

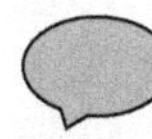

- Schmerzen?
- PEX?
- Voroperationen?

- Spaltlampenbefund: zentrale Vorderkammertiefe
- Intraokularer Druck (Applanationstonometrie)
- Phakos, Pseudophakos, Aphakie, Kapselstrukturen, mature Linse?
- Visus/Refraktion
- Peripherer Fundus?
- Bei Bedarf B-Bild-Echographie
- Bei Marfan-Syndrom evtl. Herzecho
- Was macht der Patient für einen Eindruck?
- Großwüchsig-/, Kleinwüchsigkeit, mentaler Zustand

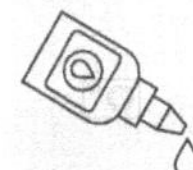

- Medikamentöse Mydriasis!
- Augeninnendrucksenkung
- antiinflammatorische Therapie
- zeitnahe Operationsplanung

- Operationsvarianten besprechen
- Anästhesieform besprechen
- Blutgerinnungshemmer abfragen und pausieren
- Linsenberechnung (auch für Irisfixation und Sklerafixation)

2.6.3 Akutes dekompensiertes Offenwinkelglaukom

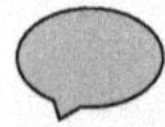

- Krankheitsdauer?
- Aktuelle Medikation?
- Letzte IOD-Werte
- Maximal gemessene Tensionswerte
- Voroperation
- Glaukomfamilienanamnese
- Patientenalter, Geschlecht
- Trauma (Contusio bulbi)

- Spaltlampenbefund: PEX, Melanindispersion (Krukenberg-Spindel, Kirchenfensterphänomen), Rubeosis iridis, VK-Zellen, Melanindispersion in Mydriasis, Pupillarsaumatrophie, Heterochromie, prominente Schwalbesche Linie, vordere oder hintere Synechien, retrokorneale Präzipitate, Iridotomie/Iridektomie (Untersuchung auch im regredienten Licht!)
- Gonioskopie: Kammerwinkelöffnung (Klassifikation nach Schaffer), Pigmentierung, Sampaolesilinie, uveales Gewebe, Rubeosis im Kammerwinkel, Goniosynechien, Kammerwinkelrezession, Iridodialyse, Stents/Glaukomimplantate
- Fundusbeurteilung: Stadium der glaukomatösen Optikusatrophie (Jonas-Klassifikation)
- Intraokularer Druck (Applanationstonometrie)

!

Kein Brimonidin bei Kindern! (Somnolenz)
Cave bei Asthma oder bradykarden Herzrhythmusstörungen: keine ß-Blocker!

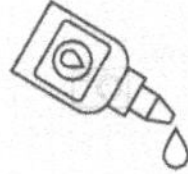

Medikamentöse Augeninnendrucksenkung
- Prostaglandine (Latanoprost, Bimatoprost, Travuprost)
- ß-Blocker (Timolol)
- Carboanhydrasehemmer (Brinzolamid, Dorzolamid)
- α_2-Agonisten (Brimonidin, Clonidin, Apraclonidin)
- ROC-Kinase-Inhibitoren (Netarsudil)

Ggf. Acetazolamid (250 mg 3 x tgl.) + Kalinor

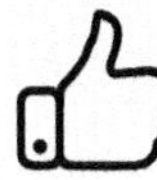

- Zeitnahe Tensionskontrolle oder stationäres Tensionsprofil zur Überprüfung des drucksenkenden Effektes bzw. einer evtl. OP-Indikation
- Sinnvolle Kombinationstherapie zur Verbesserung der Compliance
- Aufklärung über Krankheitsbild und Verlauf zur Verbesserung der Krankheitseinsicht und Therapieadhärenz
- Blutgerinnungshemmer abfragen

!

- Klare Therapieanweisungen
- schriftlicher Tropfenplan!
- Kontrolltermin zur Überprüfung des Therapieerfolges (chronische Erkrankung)

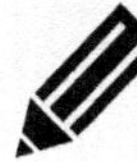

Hinterer Augenabschnitt

Inhaltsverzeichnis

B. Hohberger et al., *Mein erster Dienst Augenheilkunde*,
https://doi.org/10.1007/978-3-662-68407-8_3

3.1 Akute hintere Glaskörperabhebung (mouche volantes)

- Blitze, Schatten oder Rußregen bemerkt? Gesichtsfeldausfall?
- Folgen die Veränderungen der Blickbewegung? Zunehmend, gleichbleibend oder weniger/weg? Anhaltend oder vorübergehend?
- Lassen sich Lichtblitze provozieren? Allgemeinerkrankungen bekannt (z. B. Migräne), Myopie? Voroperationen an den Augen? Augenerkrankungen (Uveitis?) Familienanamnese?

- Fundusuntersuchung in maximaler Mydriasis mit 3-Spiegel-Kontaktglasuntersuchung
- Pigmentierte Zellen im GK? GK-Blutung?
- Terson-Syndrom: Glaskörperblutung bei Subarachnoidalblutung

!

- Glaskörper löst sich von der Membrana limitans interna der neurosensorischen Netzhaut
- Vorgang kann Monate dauern
- Oft im mittleren Lebensalter (50–70 J); Cave: hohe Myopie
- Cave: Netzhautriss in etwa 10–15 % bei akuter Hinterer Glaskörperabhebung

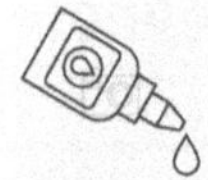

- Bei symptomatischem NH-Riss: Laserretinopexie
- Bei peripheren NH-Defekten ggf.

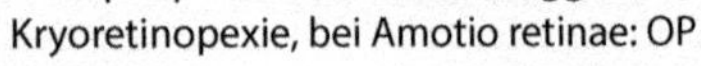

Kryoretinopexie, bei Amotio retinae: OP

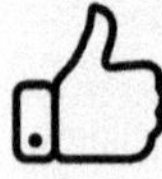

!

Körperliche Schonung, wenig/nicht lesen
Verlaufskontrolle nach z. B. 7-10 Tagen (solange Blitze anhalten fortführen)
! auf mögliche Amotiosymptomatik hinweisen, dann ist umgehende WV geraten

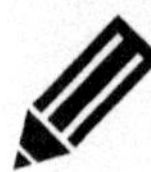

3.2 Glaskörperblutung

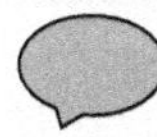

- Wie stark ist die Sehbeeinträchtigung (schwarze Wolken oder komplett?)
- Plötzlich? Vorerkrankungen an den Augen (Gefäßverschluss, Trauma, Entzündungen, Voroperationen) oder systemische Erkrankungen (Diabetes, arterielle Hypertonie?)
- Blutverdünnung (erfolgen regelmäßige Kontrollen?)
- Trauma?

- Pigmentierte Zellen oder Erythrozyten im vorderen Glaskörper?
- Fundusuntersuchung in maximaler Mydriasis
- Bei fehlendem Einblick: Echografie z. A. Amotio retinae

Behandlung der Ursache, bei Aufklaren ggf. Fluoreszenzangiografie

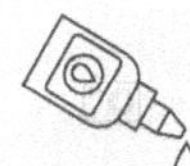

Ggf. steroidhaltige AT

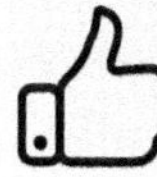

Bei fehlendem Funduseinblick: regelmäßige Kontrollen (z. B. wöchentlich) mit Ultraschall

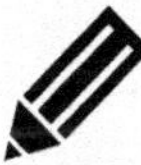

3.3 Entzündungen (Retinitis, Choroiditis, Vaskulitis)

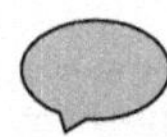

Retinitis:
- Verschwommenes Sehen? Floaters? Skotome? Nyktalopie, plötzliche Visusminderung? Photophobie?
- Zeitlicher Verlauf und Progression. In der Regel akut: virale oder bakterielle Genese.
- Systemische Symptome: Fieber, Unwohlsein, kürzlich durchgemachte Infektionen (insbesondere virale Infektionen – HSV, VZV, CMV), Immunsuppression (HIV, Steroidegabe, Z. n. Transplantation). Reiseanamnese.
- Kontakt mit Haustieren/Zoonosen (Toxoplasmose, Toxocariasis).

Choroiditis:
- Schmerzlose Visuminderung? Skotome? Photopsien? Metamorphopsie?
- Autoimmun- oder systemische Entzündungserkrankungen (Sarkoidose, Tuberkulose, Morbus Behçet, Syphilis? Immunsuppression oder Kontakt mit Haustieren/Zoonosen?)
- Beidseitige Augenbeteiligung? Systemische Symptome (Arthralgien, Haut- oder Schleimhautveränderungen?)

Retinale Vaskulitis:
- Schwankende Sehstörungen, Floaters? Photopsien? Gesichtsfeldausfälle?
- Systemische Erkrankungen bekannt? (Behçet, SLE, Sarkoidose, MS, Tuberkulose, etc. ?)
- Familien- und Medikamentenanamnese sowie Exposition gegenüber infektiösen Risikofaktoren.

Retinitis:
- Fundoskopie in Mydriasis: weiße Netzhautinfiltrate, Blutungen, Nekroseareale, Pigementepithelveränderungen, etc.
- OCT, Perimetrie, ERG
- PCR der intraokularen Flüssigkeiten (auf Infektionserreger), Serologie. manchmal Gentests (bei z. B. Retinitis Pigmentosa).

Choroiditis:
- Fundoskopie: Chorioretinale Läsionen? White dots? Ältere Läsionen können ausgeprägt sein und atrophische Narben aufweisen.
- OCT und OCT-A, Fluoreszenz-/Indocyaninangiographie.
- Labor: ACE für Sarkoidose, Quantiferon-Test (TBC)
- Röntgen-Thorax: Sarkoidose, TBC?

Retinale Vaskulitis:
- Klinisch: Retinale Gefäßeinscheidungen? Exsudate? Cotton-Wool-Herde? Blutungen?
- Fluoreszenzangiographie
- OCT: CMÖ? Begleitende Papillitis?
- Labor: ANA, ANCA, ACE, TPHA, Lyme, Quantiferon und infektiöse Serologie.

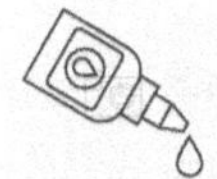

Retinitis:
– Infektiöse Ätiologie (z. B. viral): Sofortige systemische antivirale gegen Herpesviren (z. B. intravenöses Acyclovir), intravitreale antivirale Injektionen in schweren Fällen.
– Bakterielle, mykotische oder Toxoplasma gondii-Infektion: Gezielte antimikrobielle Medikamente, manchmal in Kombination mit Steroiden, falls angezeigt.
Choroiditis:
– Immunsuppressiva: Orale Kortikosteroide (z. B. Prednison) oft in Kombination mit Immunmodulatoren (Cyclosporin, MTX, Azathioprin, Mycophenolat, Adalimumab, Infliximab), um Rückfälle zu reduzieren
– Lokale Steroidinjektionen: insbesondere bei Makulabeteiligung.
– Gezielte antiinfektiöse Therapie: Bei infektiöser Choroiditis (z. B. TBC).
– Therapie der Komplikationen: Makuläre Neovaskularisation (MNV): Intravitreale Anti-VEGFs.
Retinale Vaskulitis:
– Therapie der zugrunde liegenden systemischen/infektiösen Ätiologie.
– *Infektiös:* Primär antimikrobielle Medikamente, Steroide erst nach Kontrolle der Infektion.
– *Nicht infektiös/autoimmun:* Systemische Kortikosteroide, häufig in Kombination mit steroidsparenden Immunsuppressiva (MTX, Azathioprin, Mycophenolat, Cyclosporin, Adalimumab, Infliximab, etc.?).
– Intravitreale Steroide (Ozurdex®, Iluvien®) bei chronischer CMÖ unter systemischer Kontrolle der Erkrankung.

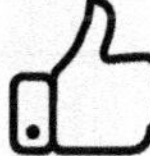

– Erst die Diagnose, dann die Therapie!
– Gründliche Anamnese! Untersuchung des Fundus immer in Mydriasis; gezielte Diagnostik.
– Therapie wird auf die Ätiologie abgestimmt: *Infektiöse* Ursachen erfordern eine *sofortige antimikrobielle Therapie*, immunvermittelte Ursachen erfordern Kortisonpräparate bzw. Immunsuppression.
– Enge interdisziplinäre Zusammenarbeit, insbesondere mit der Rheumatologie, Neurologie und Infektiologie.

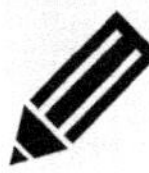

3.4 Gefäßverschlüsse

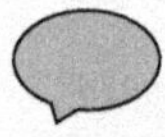

- Zeitpunkt (Innerhalb von Lyse-Zeitfenster --> < 4 h?) und Dauer der Beschwerden (meist plötzlich, teilweise vorher Podromi --> Amaurosis fugax?)
- Allgemeine Erkrankungen (insbesondere KHK, pAVK, Vorhofflimmern o. Ä.?)
- Hinweis auf Arteriitis temporalis (B-Symptomatik, Kauschmerz/Schläfenschmerz?)

- Visus
- Relative affarente Pupillenstörung (RAPS?)
- A. temporalis-Puls tastbar, Druckschmerz, Verhärtungen?
- Funduskopie: Papille (randscharf? evtl. Blutungen? --> AION siehe Abschn. 4.2)
- Makula (kirschroter Fleck, Peripherie blass, evtl. Thrombus erkennbar --> Zentralarterienverschluss ZAV, Arterienastverschluss), streifige Blutungen auch am Fundus (Zentralvenenverschluss, ZVV)
- Ggf. OCT Makula --> Ischämie der retinalen Nervenfasern (ZAV?), Blutungen, zystoides kulaödem (CMÖ --> ZVV)
- Evtl. Gesichtsfeld

!

CAVE: Zeit = Retina --> bei ZAV evtl. Lyse-Therapie über Neurologie falls im Zeitfenster (>2 h) Blutentnahme schnell --> CRP, Blutsenkungsgeschwindigkeit (BSG) --> Bei Sturzsenkung V. a. Arteriitis temporalis

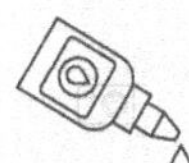

– Je nach Ursache
– Ggf. Steroide systemisch --> Bei Arteriitis emporalis Hochdosis, im Verlauf Reduktion
– Rheologische Therapie
– ASS-Dauertherapie

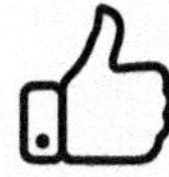

Bei V. a. Arteriitis temporalis vor Steroidgabe Ultraschall --> Halo-Zeichen; Klinik und Labor mit ggf. Bildgebung ausreichend für Diagnosestellung, bei Unklarheit Biopsie der A. temporalis (vor Steroidgabe!)

!

CAVE: Bei akuten Verschlüssen stationäre Aufnahme, ggf. Stroke Unit zur Überwachung (auch bei Amaurosis fugax) bei erhöhter Gefahr eines Schlaganfalls
Abklärung der Ursache --> Kardiovaskuläre Risikofaktoren, Duplex der hals- und hirnversorgenden Gefäße

3.5 (Akute) Makulaerkrankungen

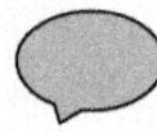

- Zeitpunkt und Dauer der Beschwerden
- Allgemeine Erkrankungen (Diabetes mellitus?)
- Bereits bekannte Makulaerkrankung (Intravitreale Medikamenteneingabe IVOM in Vorgeschichte?)
- Positive Familienanamnese für Makulaerkrankungen

- Visus
- Relative, afferente Pupillenstörung (RAPS?)
- Amsler Gitter --> Metamorphospien?
- Funduskopie (am Besten in Mydriasis): Makula --> Drüsen, Pigmentepithelverschiebungen, Blutungen, Pigmentepithelabhebungen, geographische Atrophie?
- Hinweis auf diabetische Retinopathie (Punkt- und Fleckblutungen, Cotton-Wool-Herde?)
- Hinweis auf ZVV/VAV (siehe Abschn. 3.4)
- OCT Makula --> Drüsen, Pigmentepithelschaden, zystoides Makulaödem (CMÖ?), Pigmentepithelabhebung, subretinale Flüssigkeit (evtl. Chorioretinopathia centralis serosa CRCS --> ausgeprägte, blasenartige Abhebung)
- Fluoreszin-Angiographie im Verlauf zur Diagnosestellung

!

- Junge, männliche Patienten mit viel Stress --> V. a. CRCS
- Trotz der eher schleichenden Veränderungen kann auch eine trockene AMD subjektiv eine „plötzliche" Visusminderung verursachen

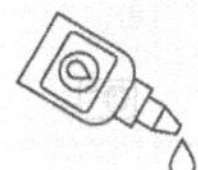

- Bei akuter Makulablutung ggf. je nach Dauer der Symptome und Ausprägung stationäre Aufnahme --> pp Vitrektomie + IVOM, Gas-Tamponade mit rTPase
- CRCS --> Spontanverlauf abwarten (Spontanremission in 80% nach 6 Monaten), supportiv Stressreduktion
- Bei feuchter AMD --> IVOMs im Verlauf
- Bei CMÖ bei Dm/VAV/ZVV --> je nach FAG ggf. panretinale ALK bei Ischämien, IVOMS

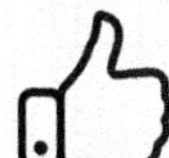

Ausschluss eines akuten Geschehens (ZAV/ZVV/makuläre Massenblutung)

CAVE: Bei ZVV/VAV (auch älter) Abklärung der Ursache --> Kardiovaskuläre Risikofaktoren, Duplex der hals- und hirnversorgenden Gefäße (ggf. auch über Hausarzt)

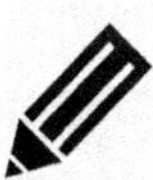

3.6 Netzhautforamen, Amotio retinae, Retinoschisis

3.6.1 Netzhautforamen

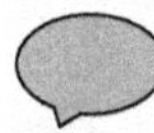

- Beginn der Symptomatik (Photopsie, Rußregen)
- Myopie
- Voroperationen (LASIK, Cataract-Operation, usw.)
- Contusio bulbi
- Familienanamnese

- Visus
- Immer Untersuchung in Mydriasis!
- Gesamte Netzhautperipherie zirkulär absuchen (Goldmann-Kontaktglas!): Gitterbeete, Hufeisenforamina, atrophische Rundforamina mit ausgerissenem Deckel, Vitreoretinale Traktion, retrohyaloidale Blutung, pigmentierte GK-Zellen

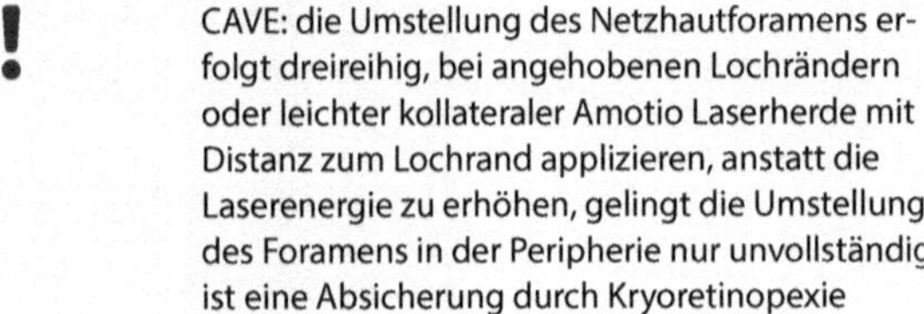

CAVE: die Umstellung des Netzhautforamens erfolgt dreireihig, bei angehobenen Lochrändern oder leichter kollateraler Amotio Laserherde mit Distanz zum Lochrand applizieren, anstatt die Laserenergie zu erhöhen, gelingt die Umstellung des Foramens in der Peripherie nur unvollständig, ist eine Absicherung durch Kryoretinopexie empfehlenswert

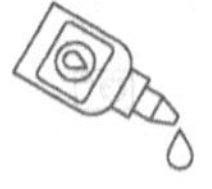

Argonlaserretinopexie
Ggf. Kryoretinopexie

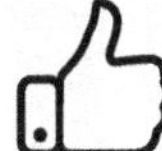

Sind pigmentierte Zellen im GK zu sehen, **muss** so lange nach einem Netzhautforamen gesucht werden, bis dieses gefunden wurde (Goldmann-Kontaktglas!)

Nach jeder Behandlung mittels Argonlaserretinopexie oder Kryoretinopexie ist eine augenärztliche Kontrolluntersuchung in Mydriasis in den nächsten Tagen erforderlich.
Bei symptomatischer hinterer GK-Abhebung ohne erkennbares Netzhautfamen ist zwingend eine erneute zeitnahe augenärztliche Kontrolluntersuchung in den nächsten Wochen in Mydriasis erforderlich.

Auch nach erfolgreicher Behandlung des Netzhautdefektes ist bei erneuter Symptomatik immer eine wiederholte gründliche Fundusinspektion in Mydriasis erforderlich!
(erneutes Netzhautforamen?!)

3.6.2 Amotio retinae

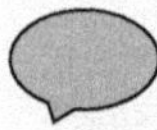

- Beginn der Symptomatik (Photopsie, Rußregen)
- Myopie
- Voroperationen (LASIK, Cataract-Operation, usw.)
- Contusio bulbi
- Faminienanamnese, Ablatio Partnerauge?

- Visus
- Spaltlampenbefund: pigmentierte Zellen im Glaskörper? Bei der Foramensuche Lincoff'sche Regeln beachten
- Echographie bei fehlendem Funduseinblick bei GK-Blutung

CAVE: Sind pigmentierte Zellen im Glaskörper erkennbar, ist eine eingehende Fundusskopie in Mydriasis einschließlich Kontaktglasuntersuchung obligat, solange bist das/die Netzhautforamen/foramina gefunden sind!
CAVE: Kann bei einer Amotio kein eindeutiges ursächliches Foramen gefunden werden, auch an die Durchführung einer Echographie zum Ausschluss einer subretinalen Raumforderung denken !

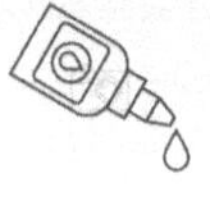

- Medikamentöse Mydriasis
- Zeitnahe Operationsplanung

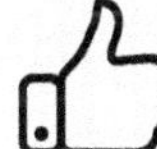

- Fundusskizze!
- Operationsvarianten besprechen
- ITN-Fähigkeit (OSAS mit cPAP)
- Blutgerinnungshemmer abfragen und pausieren
- Biometrie und Linsenberechnung einschließlich Partnerauge
- Einverständniserklärung
- Lagerung auf der Lochseite

! Keine Flugreisen oder Aufenthalt im Hochgebirge, solange Gastamponade vorhanden ist.
Leseverbot, Lagerung und körperliche Schonung für einige Wochen nach der Operation beachten
CAVE: bei jeder rhegmatogenen Amotio auch gründliche Suche in Mydriasis mit dem Kontaktglas am Partnerauge nach asymptomatischen Netzhautdefekten oder Degenerationsarealen

3.6.3 Retinoschisis

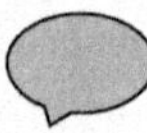

- Eine Retinoschisis zeigt typischerweise keine Symptome
- Refraktion (Myopie/Hyperopie)
- Patientenalter

- Goldmann-Perimetrie (eine Retinoschisis verursacht ein absolutes Skotom, während man bei einer Amotio retinae eher ein relatives Skotom erwartet)
- Ein OCT kann ebenfalls hilfreich sein zur Differentialdiagnose, Dokumentation des Befundes und bei Verdacht auf Progression oder Übergang in eine Schisisamotio, wenn sich die Retinoschisis bis in die Nähe der großen Gefäßarkaden ausdehnt.

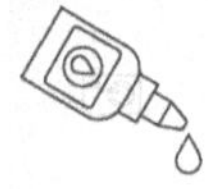

Eine Therapie ist nicht erforderlich, da der Befund typischerweise nicht voranschreitet, eine gründliche Diagnostik zur Sicherung der Diagnose und eine Befunddokumentation jedoch sehr wohl. Wenn sich jedoch aus einer Retinoschisis eine progrediente Schisisamotio entwickelt, ist eine Vitrektomie indiziert (Häufigkeit 0,05 %).

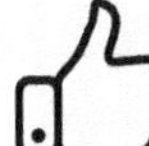

Die Netzhautspaltung findet sich typischerweise in der äußeren plexiformen Schicht, seltener in der Ganglienzellschicht.
Eine Retinoschisis hat im Gegensatz zur Amotio ein dünnes transparentes Aussehen, ist kuppelförmig und immobil (Echographie). Pigmentierte Zellen im GK, wie bei der Amotio, finden sich bei der Retinoschisis nicht.

Eine Retinoschisis ist nicht selten binokular und findet sich am häufigsten im temporal unteren Quadranten.
Eine prophylaktische Argonlaserkoagulation ist **kontraindiziert.**

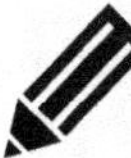

Eine Retinoschisis ist typischerweise ein asymptomatischer Zufallsbefund.

3.7 Junius-Kuhnt Blutung

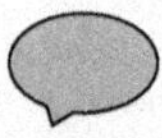

- Meist Zufallsbefund
- Patientenalter

- Fundusskopie in Mydriasis
- Fotodokumentation
- Echographie

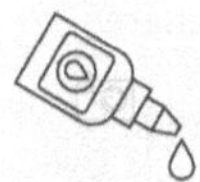

Befunddokumentation (Fundusfotographie, Echographie) und klinische Verlaufskontrolle.

Sonderform der exsudativen AMD, die sich unbehandelt zur fibrös disziformen Narbe entwickelt. Durch Gliaproliferation, ältere subretinale Blutungsanteile und Exsudation kann das Bild eines Pseudotumors entstehen. Bei Durchbruch in den Glaskörperraum kann der Verlauf der echographischen Dokumentation die Diagnose stützen (Regression bei Resorption der Blutung).

3.8 Aderhautmelanom

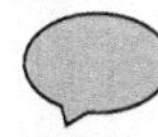

Meist Zufallsbefund

- **Der klinische Befund ist wegweisend!**
- Funduskopisch pigmentierte prominente Läsion (Orange Pigment, kollaterale und/oder tumorferne exsudative Amotio)
- Dunkle Pigmentierung über der Tumorbasis, Bonamour-Zeichen
- Ggf. Fluoreszenzangiographie (ICG) zur Darstellung des tumoreigenen Gefäßnetzes.
- Echographie (A-Bild und B-Bild); Kragenknopfphenomen bei Durchbruch durch die Bruch´sche Membran
- Fotodokumentation des Befundes

CAVE: Untersuchung der Bulbusoberfläche in allen Blickrichtungen nicht vergessen und dabei auf Bonamour-Zeichen achten!

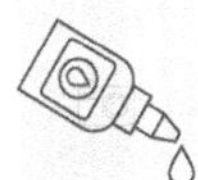

- Staging!
- In Abhängigkeit von den Untersuchungsergebnissen: Brachytherapie (Ruthenium-Plaque), Protonenbestrahlung, Block-Exzision, Enukleation (große Tumoren, Optikusinvasion, Skleradurchbruch)

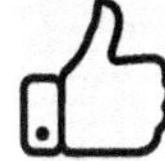

Bei jedem Patienten sollte einmal, oder zumindest vor einer Behandlung **muss** eine Untersuchung in Mydriasis erfolgen.

Die histologische Aufarbeitung ist bei Enukleation obligat. Der histologische Typ ist für die Überlebensprognose von entscheidender Bedeutung.

3.9 Endophthalmitis

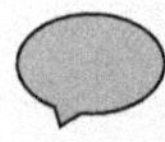

- Seit wann sieht der Patient verschwommen?
- Seit wann ist das Auge rot? Abwehrtrias? Unilateral?
- Endogen? Exogen?
- Trauma? Hammer-Meißel? Voroperationen?
- Fieber? Bauchoperationen? Intensivaufenthalt?
- Harnwege? Magen-Darm? Herz? Abzesse?
- Diabetes und Immunsuppression?
- Medikation? Blutgerinnungshemmer?
- Nüchternheit?

- Visus
- Spaltlampenbefund. Injektion? Hypopion? Vorderkammerzellen?
- Transillumination der Iris?
- Mydriasis evtl. medikamentös forciert
- Phak? Pseudophak? Linse im regredienten Licht
- Fundusdetails sichtbar? Glaskörperzellen bzw. Infiltrate? Myzele? Retinale Blutungen und Gefäßeinscheidungen?
- Echographie im Vergleich zur Partnerseite
- Bei Fremdkörperverdacht Dünnschicht CT Orbita

CAVE: Endophthalmitis verlangt meist nach einer zeitnahen, operativen Versorgung! Nach der Verätzung der dringlichste Patient im Wartebereich.

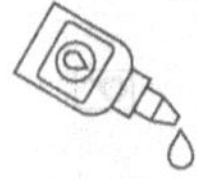

- Mydriasis, fortified lokale Antibiose, keine Steroide! Breitangelegte systemische Antibiose bzw. Antimykose nach Befund
- Zeitnahe operative Versorgung, fast immer Vitrektomie
- Anmeldung einer Glaskörperprobe in der Mikrobiologie
- Nach Glaskörperaspirat intraoperative Antibiose

– *Rasche Klärung der Anästhesiefähigkeit*
– Retrobulbärblock nicht so analgetisch wirksam bei Inflammation
– Dringliche Planung der operativen Versorgung

Aufklärung über Augenerhalt, nicht Visus

Die Papille

Inhaltsverzeichnis

B. Hohberger et al., *Mein erster Dienst Augenheilkunde*,
https://doi.org/10.1007/978-3-662-68407-8_4

4.1 Papillitis

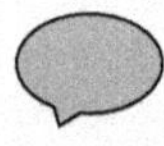

- Beginn und Art der Sehstörungen: Visusminderung? (oft subakut), Einschränkung des Farbsehens? zentrales Skotom? verschwommenes Sehen? Transitorische Sehstörungen?
- Lateralität: Einseitig? (häufiger), Beidseitig?
- Begleitsymptome: periokulare, retrookuläre Schmerzen, Augenbewegungenschmerzen? Retropulsionschmerzen? Photopsien? Photophobie?
- Systemische und neurologische Anamnese kürzlich durchgemachter Infektionen? Autoimmunsymptome? Neurologische Zeichen? (Schwäche, Parästhesien) systemische Erkrankungen bekannt? (Multiple Sklerose, Sarkoidose, etc.).
- Risikofaktoren und relevante Expositionen: Kürzlich erfolgte Impfungen? Diabetes mellitus? (bei diabetischer Papillopathie), Kontakt mit Zecken oder Katzen? (bei infektiösen Ursachen), Kürzlich durchgemachte systemische Erkrankungen oder Immunsuppression?

– *Augenärztliche Untersuchung:*
– Visus und Farbwahrnehmung: In den meisten Fällen vermindert. Farbentsättigung (Dyschromatopsie)
– Pupillenreaktionen: RAPS.
– Funduskopie: Ödematöse Papilla, Hyperämie, unscharfe Ränder und manchmal peripapilläre Blutungen. Ödem: segmental oder diffus; eine venöse Stauung kann beobachtet werden.
– Perimetrie: zentrales oder centrocoecales Skotom; andere Defekte möglich.
– Uthoff-Phänomen bei ca 50 %.
– *Bildgebung*
– MRT des Gehirns und der Orbita mit Kontrastmittel: Ausschluss demyelinisierender Erkrankungen (wie Multiple Sklerose), kompressive oder infiltrative Prozesse. Die MRT kann helfen, das Risiko für MS vorherzusagen, wenn demyelinisierende Läsionen gefunden werden1.
– *Zusatzuntersuchungen*
– OCT: Ödem der Papille
– Lumbalpunktion und Analyse des Liquors (CSF): Bei Verdacht auf Infektion oder demyelinisierende Erkrankung (z. B. MS oder Neuromyelitis optica).
– Funktionsprüfung des Nervus opticus mittels visuell evozierter kortikaler Potentiale (VECP).
– *Laboruntersuchungen:*
– Infektiologische Serologien (wie angezeigt, z. B. Syphilis, Lyme-Borreliose, Bartonella henselae, etc.).
– Autoimmunmarker (ANA, ANCA, ACE,) für Sarkoidose oder andere systemische Erkrankungen.
– Blutzucker und HbA1c bei Verdacht auf diabetische Papillopathie.

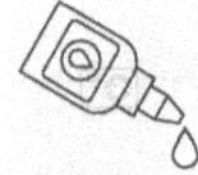

– *Kortikosteroide:* Hochdosierte Kortikosteroide, in der Regel intravenöses Methylprednisolon, gefolgt von einer oralen Prednison-Ausleittherapie.
– *Unterstützende Therapie*: z. B. Schmerztherapie.
– **Gezielte antibiotische Therapie:** Wenn infektiöse Ursachen bestätigt sind (z. B. Syphilis, Lyme-Borreliose, Bartonellose).
– **Behandlung der Grunderkrankung:** Neurologie: Bei MS, NMO, Rheumatologie: Vaskulitis, Sarkoidose. Infektiologie: je nach Indikation (z. B. Syphilis).

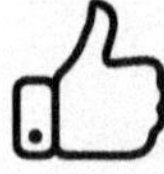

– Differentialdiagnose beachten: *Staungspapille:* unterscheidet sich durch *beidseitige* Beteiligung, bis spät erhaltener Visus und Anzeichen eines erhöhten Hirndrucks. Nicht-arteriitische anteriore ischämische Optikusneuropathie (AION), Neuroretinitis, infiltrative Optikusneuropathien und Pseudopapillenödem (Drusenpapille? Crwoding, Mikropapille?)

4.2 Ischämien der Papille (AION/PION)

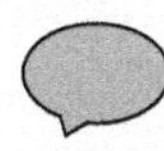

- Zeitpunkt und Dauer der Beschwerden (meist plötzlich, teilweise vorher Podromi --> Amaurosis fugax?)
- Allgemeine Erkrankungen (insbesondere KHK, pAVK, Vorhofflimmern, o. Ä.?)
- Evtl. vorher Gefäßeingriff (Bypass, Stent, Thrombarteriektomie?)
- Hinweis auf Arteriitis temporalis (B-Symptomatik, Kauschmerz/Schläfenschmerz?)

- Visus
- Relative affarente Pupillenstörung (RAPS?)
- A. temporalis Puls tastbar, Druckschmerz, Verhärtungen?
- Funduskopie: Papillenödem (evtl. auch segmental), evtl. streifige Blutungen (Anteriore ischämische Optikusneuropathie)
- Ggf. OCT Papille --> Papillenödem mit Ischämie der retinalen Nervenfasern
- Evtl. Gesichtsfeld

!

CAVE: Die posteriore Ischämische Optikusneuropathie (PION) ist eine Ausschlussdiagnose --> öfters beidseitiger, plötzlicher Visusverlust, RAPS (bei beidseitigen Befunden schwer bewertbar), KEIN Papillenödem, Gesichtsfelddefekte --> Im Verlauf bildet sich eine einfache Optikusneuropathie

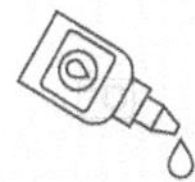

- Stationäre Aufnahme
- Steroide systemisch --> Bei Arteriitis temporalis Hochdosis, im Verlauf Reduktion
- Ggf. ASS-Dauertherapie

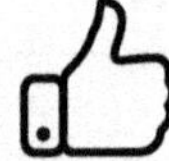

Bei V. a. PION ggf. diffusionsgewichtetes MRT zur Darstellung von Ischämien des posterioren Abschnittes des Sehnerven

!

CAVE: Schnelle Gabe von systemischen Steroiden kann das Outcome verbessern
Abklärung der Ursache --> Kardiovaskuläre Risikofaktoren, Duplex der hals- und hirnversorgenden Gefäße (ggf. auch über Hausarzt)

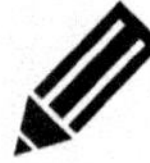

4.3 Stauungspapille

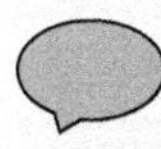

– Zeitpunkt und Dauer der Beschwerden
– Symptome eines erhöhten Hirndrucks: Übelkeit, Erbrechen, Kopfschmerzen? Teilweise abends oder im Liegen verstärkt
– Visusverlust/Gesichtsfeldeinschränkungen/Doppelbilder bemerkt?
– Allgemeine Erkrankungen, insbesondere: bekannter erhöhter Hirndruck (Bluthochdruck, Idiopathische intrakranielle Hypertension IIH, Schilddrüsenerkrankungen, Z. n. Sinus-Venen-Thrombose, bekannte kraniale Raumforderung, Z. n. Shunt-Anlage?)

– Visus
– Relative affarente Pupillenstörung (RAPS, oft negativ)
– Farbsehen intakt (ebenfalls oft intakt, keine Rotentsättigung?)
– Funduskopie: Papillenödem
– OCT Papille --> Papillenödem (evtl. Ausschluss der Differentialdiagnosen wie z. B. Drüsenpapille)
– Ultraschall --> Gestaute Scheiden des N. opticus (Fledermaus-Zeichen?)
– Gesichtsfeld (vergrößerter blinder Fleck?)

!

CAVE: Meist asymptomatisch, wichtig ist die Abgrenzung zur Papillitis (siehe Abschn. 4.1)
– Blutdruckmessung (maligne Hypertonie?)

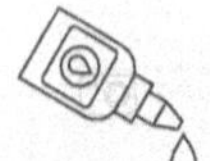

- Neurologische Vorstellung zur Abklärung
- CT der Orbita und des Kopfes (wenn möglich MRT) im Anschluss Liquorpunktion zur Messung des intrakraniellen Druckes und zur Entlastung
- Senkung des Hirndruckes medikamentös (Carboanhydrase-Inhibitoren)
- Weitere Therapie nach Ursache

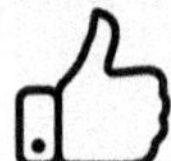

Idiopathische intrakranielle Hypertonie IIH als Ausschlussdiagnose (Risikofaktoren: weiblich, übergewichtig, jung)

!

CAVE: Langbestehende Papillenödeme können eine einfache Optikusatrophie verursachen
Auch ohne Stauungspapille kann ein hoher Hirndruck vorliegen!
Kinder haben eine besonders plastische Papille, sodass eine Stauungspapille sich teils deutlich verzögert ausbilden kann, oder auch überhaupt nicht.

Traumatische Krankheitsbilder

Inhaltsverzeichnis

B. Hohberger et al., *Mein erster Dienst Augenheilkunde*,
https://doi.org/10.1007/978-3-662-68407-8_5

5.1 Lid- und Tränenwegsverletzungen

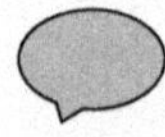

- Verletzungsmechanismus: Stumpfe oder scharfe Verletzung? Bisswunde? Verätzung? Verbrennung? Fremdkörper? Zeitpunkt des Unfalls? Begleitende Gesichts- oder Kopfverletzungen?
- Symptome: Schmerzen? Blutungen? Sehstörungen? Diplopie? Unfähigkeit das Auge zu öffnen oder zu schließen? Tränenfluss (Epiphora) oder Ausfluss?
- Vorgeschichte der Augen und medizinische Vorgeschichte: Frühere Augenlid-, Tränenwege- oder Augenoperationen? frühere Verletzungen? zugrunde liegende Augenerkrankungen? Bekannte systemische Erkrankungen, die die Heilung oder Gerinnung beeinträchtigen?
- Tetanus-Impfstatus erfragen und dokumentieren.
- **Soziale/kontextuelle Faktoren:** Bei Kindern und gefährdeten Erwachsenen sollten Sie ein nicht zufälliges Trauma in Betracht ziehen und gegebenenfalls kontextuelle Details klären.

- Klinische Erstuntersuchung:
- Lebensbedrohliche oder Bulbusverletzungen ausschließen.
- Visus, Bulbusmotilität prüfen.
- Untersuchung auf Schnittwunden, Prellungen, Avulsionen, Fremdkörper, Gewebeverlust und Ödeme.
- Seidel-Positivität? Bulbusruptur? Beteiligung der Orbita? (Proptosis, RAPS, Motilitäteinschränkung, Visuminderung).
- Augenuntersuchung:
- Augenlider und die periokulare Region sorgfältig untersuchen; Lider ektropionieren, um versteckte Verletzungen und Fremdkörper auszuschließen und eine Beteiligung der Tränenwege festzustellen.
- Beurteilung des Tränensystem: Bei einer medialen Verletzung oder einer Beteiligung des Tränenkanals: vorsichtige Spülung mit Fluorescein, um die Durchgängigkeit zu überprüfen.
- Bei tiefen, komplexen oder unklaren Verletzungen ist eine CT der Orbita und des Mittelgesichts indiziert, um zurückgebliebene Fremdkörper, Frakturen oder eine Penetration des Bulbus auszuschließen.

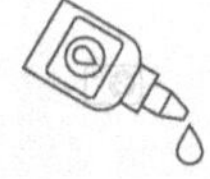

– Optimale Versorgung innerhalb von 24–48 h, häufig mit Stentimplantation zur Aufrechterhaltung des Tränenabflusses.
– Bisswunden: Sorgfältige Reinigung, primärer Verschluss, antibiotische Prophylaxe und Untersuchung auf Tollwut oder andere Zoonosen. Tetanusimpfung prüfen.
– Canaliculus-Riss: Nach mikrochirurgischer Reparatur mit einer Mini-Monoka- oder Crawford-Sonde sondieren und stenten.
– Verletzung des Tränensacks oder des Tränennasengangs: chirurgische Intervention.
– Epiphora nach Trauma: Regelmäßige Nachuntersuchungen – bei spät auftretender nasolakrimaler Obstruktion kann eine Dacryocystorhinostomie (DCR) erforderlich sein.
– Tetanusprophylaxe, falls indiziert.
– Prophylaktische Antibiotika: Abgestimmt auf die Art der Verletzung und das Kontaminationsrisiko.
– Augenschutz: Bei Verdacht auf eine Verletzung des Bulbus.

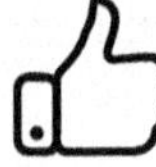

– Schnelle und präzise Beurteilung und Behandlung von Verletzungen der Augenlider und des Tränenapparats sind entscheidend für ein optimales funktionelles und kosmetisches Ergebnis.
– Komplexe Tränenwegeverletzungen erfordern eine frühzeitige fachärztliche Behandlung.
– Bei allen mittelschweren bis schweren periokularen Traumata besteht ein hoher Verdacht auf begleitende Verletzungen des Bulbus oder der Orbita.
– Fremdkörper immer ausschließen.

5.2 Penetrierende Bulbusverletzung

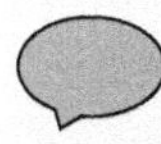

- Zeitpunkt und Art der Verletzung
- Arbeitsunfall?
- Genaue Schilderung des Unfallhergangs: Hammer? Meißel? Material: Kupfer, Stahl, Holz?
- Weitere Erkrankungen, Infektionen (HIV, SARS-COV-2)
- Blutverdünnende Medikamente?
- Tetanusschutz?
- Nüchternheit?

- Pupille verzogen, Irisinkarzeration
- Vorderkammer flacher oder tiefer als Gegenseite? Linse klar?
- Spaltlampenbefund mit Suche nach Sklera-/Hornhaut-/Irisdefekt und intraokularem Druck
- Transillumination von Iris und Linse bei V. a. kleinen intraokularen Fremdkörper
- Genaue Inspektion von Fornix, Ausschluss weiterer oberflächlicher Fremdkörper (Glas, Holz)
- Anfärbung mit Fluorescein, Seidel-Zeichen?
- Mydriasis, ausführliche Funduskopie
- Echographie im Vergleich zur Partnerseite
- Fremdkörpernachweis Dünnschicht-CT Orbita

! CAVE: Versorgung mit solider Lochklappe als Schutz vor akzidentellem Druck auf den Bulbus während der Wartezeit bis zur Versorgung

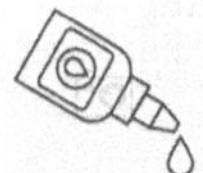

- Lokale antibiotische Therapie, keine Steroide
- Säuberung des Wundgebietes
- Feste Lochklappe als Schutz vor akzidentellem Reiben durch den Patienten
- Antibiotische, systemische Abdeckung, bei landwirtschaftlichen Verletzungen Vancomycin (Anaerobier)
- Tetanusschutz auffrischen wenn nötig
- Zügige OP-Planung wenn möglich

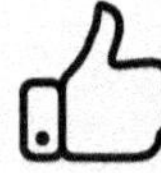

- Hammer-Meißel-Verletzungen gelten solange als penetrierend, bis das Gegenteil ausgeschlossen wurde
- Bei Pfählungsverletzungen Fremdkörperentfernung im OP

Der Unfallmechanismus bestimmt das Keimspektrum einer möglichen Infektion

5.3 Stumpfes Bulbustrauma

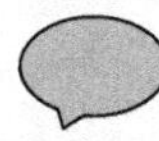

- Wann ist was und womit geschehen
- Genaue Abfrage des Unfallmechanismus
- Arbeitsunfall?
- Zusätzliche Verletzungen?
- Bewusstlosigkeit?
- Zusatzerkrankungen, Infektionen?
- Nüchternheit?
- Tetanusschutz
- Antibiotikaallergien?
- Alkoholisierung?
- Fremdeinwirkung?

- Makroskopische Sichtung des Gesichts und des Auges, vorsichtiger Tastbefund der Periorbita (Krepitatio? Schmerz?)
- Motilität? Stand des Auges im Vergleich zur Gegenseite (En-/Exophthalmus? Höher-/Tieferstand?)
- Orientierender Visus, RAPD?
- Spaltlampenbefund und Tonometrie
- Iridodialyse, Irissphinkterdefekte
- Hyposphagmata, blaue Sklera?
- Hyphäma? Vorderkammer flacher, tiefer?
- Linse am Ort? Pupille im Seitenvergleich?
- Gonioskopie erst nach 3-4 Tagen wegen Gefahr der Vorderkammerblutung
- Vermeide Mydriasis, nur wenn dringender Verdacht auf Beteiligung des Augenhinterabschnittes
- Sonst Einbestellung zur Untersuchung in Mydriasis nach 10-14 Tagen
- Vorsichtige Echographie durch geschlossene Lider
- Dünnschicht-CT Orbita

– CAVE: Politraumatisierte Patienten im Schockraum interdisziplinär sichten.
– Genaue Befunddokumentation wegen rechtlicher oder versicherungtechnischer Konsequenzen

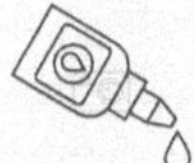

– Schnäuzverbot, Vermeidung körperlicher Anstrengung (Koffer auf Station tragen)
– Abdeckung des Auges mit solider Schutzklappe
– Lokale drucksenkende Therapie?
– Lokale Steroidtherapie
– Medikamentöse Mydriasis ist kritisch zu sehen wegen bleibender traumatischer Mydriasis
– Systemische Schmerztherapie
– Bettruhe, leicht erhöhte Kopflagerung, evtl. sogar Lochbrille, Leseverbot
– Valsalvamanöver vermeiden
– Laterale Kanthotomie bei Retrobulbärhämatom
– Bei Verdacht auf gedeckte Bulbusruptur zeitnahe operative Exploration und Versorgung planen
– Im Intervall weitere operative Versorgung wie Linsenbergung, Irisnaht planen

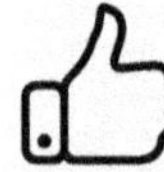

Hier ist es wichtig, über das Auge hinaus das Verletzungsmuster zu beachten.

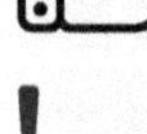

Der Patient wird instruiert, dass lebenslange, augenärztliche Kontrollen wegen einer Gefahr der traumatischen Katarakt, Sekundärglaukom oder Ablatio retinae notwendig sind.

5.4 Retinopathia solaris/Laserverletzung

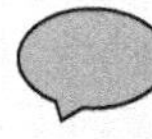

- Plötzlicher Visusverlust mit akutem Schmerz?
- Wann, wie und womit? Laserart bekannt?
- Ein Auge, beide Augen?
- Arbeitsunfall? Pilot? Autofahrer?
- Photosensitive Pharmaka?
- Psychopharmaka?

- Visuserhebung
- Später 10° Gesichtsfeld
- Fundusuntersuchung in Mydriasis. Ödeme, Blutungen?
- Diagnosebestätigung mit hochauflösendem Struktur-OCT der Macula beider Augen
- Klare optische Medien?

CAVE: Sorgfältige Dokumentation wegen berufsgenossenschaftlicher oder rechtlicher Konsequenzen

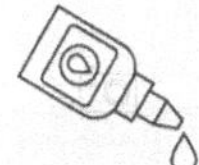

- Begrenzte Möglichkeiten der Therapie
- Therapieversuch mit lokalen/und systemischen Steroiden
- Nachkontrollen planen
- Amsler-Chart zur Selbstbeobachtung mitgeben (CNV im Verlauf)

Expositionszeit, Laserwellenlänge, Laserenergie (Pointer, Ziellaser) und anatomischer Schädigungsort bestimmen das Outcome

Nicht selten überraschende Visuserholung nach Wochen zu erwarten
Über MNV als Spätkomplikation aufklären

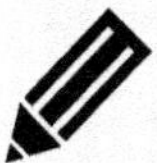

5.5 Verätzung

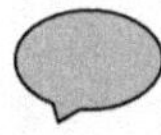

- Wann und womit? Substanz mitgebracht?
- Selber gespült oder gespült worden?
- Wenn ja, wie lange?
- Arbeitsunfall?
- Explosion, Verpuffung?
- Ein Auge, beide Augen?
- Nüchternheit?

- Lokalanästhesie und Fluoresceinanfärbung wegen Blepherospasmus
- Sind das Gesicht und die Lider mitbeteiligt?
- Sind andere Körperteile betroffen?
- Hornhaut klar? Irisdetails sichtbar?
- Randschlingennetz und Bindehautgefäße sichtbar?
- Pupille entrundet? Hinweis auf Penetration?
- Vorderkammer flach? Lens in loco und klar (Explosion?)
- Augeninnendruck kann erhöht sein

Evtl. Giftnotrufzentrale kontaktieren bei unbekannten Substanzen

!

CAVE: Weitere Laugenerzeugung durch Auflösen von nicht beseitigten Kalkpartikeln beim Spülen
Akzidentelle Benetzung von Gesichtsanteilen mit zurücklaufender Spüllösung

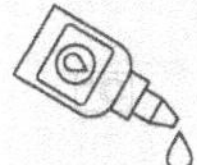

- Grobe Säuberung des Wundgebietes vor Spülung
- Spülen, spülen, spülen, dabei doppelt ektropionieren (30 min)
- Von Pflege helfen lassen
- Debridement von nekrotischem Gewebe

Versorgung mit topischen Steroiden und Antibiotika

Gabe von systemischen Steroiden und Vitamin C

Schmerzmedikation

Evtl. Augeninnendrucksenkung mit Azetazolamid

Amnionmembrantransplantion planen

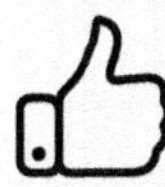

Einziger, extrem zeitkritischer Notfall in der Augenheilkunde, erste Priorität.

Laugen verursachen tiefe Kolliquationsnekrosen

Wie bei Herz-Lungen-Wiederbelebung vergeht die Zeit beim Spülen langsamer als man denkt, auf die Uhr schauen

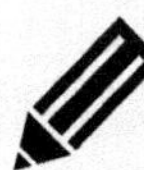

5.6 Silvester-Explosionsverletzung

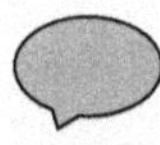

- Wann, wie und womit?
- Ein Auge, beide Augen?
- Nüchternheit? Patienten meist nicht nüchtern
- Antikoagulation?
- Tetanusschutz?
- Angaben über Beteiligung anderer Körperteile?
- Triagierung bei mehreren Verletzten

- Lokalanästhesie und Fluoresceinanfärbung wegen Blepherospasmus
- Sorgfältige Inspektion von Makro- zur Spaltlampenbiomikroskopie
- Gesicht und Lider mitbeteiligt?
- Andere Körperteile? Gesamten Patienten anschauen
- Orientierender Visus
- Pulvereinsprengungen Auge, Lider, Periorbita?
- Pupille entrundet, Hinweis auf Penetration?
- Vorderkammer flach? Lens in loco und klar (Explosion?)
- Helfende Pflege organisieren
- Vorsichtige Echographie, Dünnschicht-CT der Orbita planen
- Dermatologie, Handchirurgie, HNO, interdisziplinäre Betreuung planen

CAVE: Patienten nicht selten alkoholisiert, inadäquate Reaktion zu erwarten. DD zu Somnolenz bei Schädelhirntrauma

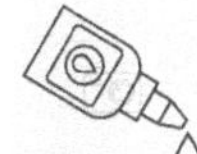

– Grobe und dann feine Säuberung des Wundgebietes unter Mikroskop und unter Lokalanästhesie mit Lidsperrer
– Ektropionieren, säubern, säubern
– Von Pflege, Angehörigen helfen lassen
– Versorgung mit topischen Steroiden und Antibiotika
– Gabe von systemischen Steroiden und Antibiose
– Schmerzmedikation
– Feste Lochklappe als Schutz vor akzidentellem Reiben durch den Patienten
– Bei Bedarf Tetanusschutz auffrischen
– Amnionmembrantransplantion bei schwerer Kombustion planen

Mit alkoholisierten Patienten nicht allein bleiben. Partnerauge sorgfältig untersuchen.

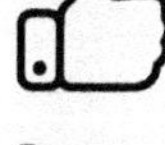

Polytraumatisierte Explosionspatienten initial im Schockraum sichten, Reihenfolge der Versorgung interdisziplinär festlegen
Intensive Nachbehandlung und Nachversorgung kann nötig sein

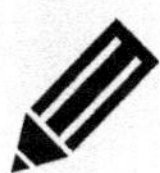

Neuroophthalmologie

Inhaltsverzeichnis

B. Hohberger et al., *Mein erster Dienst Augenheilkunde*,
https://doi.org/10.1007/978-3-662-68407-8_6

6.1 Akutes Schielen

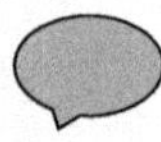

- Beginn und Verlauf: Plötzlich? Allmählich aufgetreten? Akuter Beginn: vaskuläre, neurologische, traumatische Ätiologie oder Dekompensation eines latenten Strabismus?
- Symptome: Diplopie (horizontal, vertikal, schräg?) Kopfhaltungsänderungen? Asthenopie? verschwommenes Sehen? Verlust der Stereopsis? Ptosis? Augenschmerzen? Kopfschmerzen?
- Systemische Anamnese: DM, AHT, kürzlich durchgemachte Infektionen (z. B. Viruserkrankungen), Traumata, Toxinexposition, etc.
- Augenneurologische Erkrankungen: Frühere Episoden von Strabismus, Amblyopie, Augenoperationen oder bekannte neurologische Erkrankungen?
- Familiäre und soziale Anamnese: Strabismus oder neurologische Erkrankungen in der Familie, etc.

- Visus.
- Augenstellung und Augenbeweglichkeit: Mit Abdeck- und Wechselabdecktest in der Ferne und in der Nähe den Strabismuswinkel bestimmen: komitanten, inkomitanten Strabismus?
- Diplopie-Felder kartieren.
- Beurteilung der binokularen Funktion.
- Quantifizierung der Abweichung mit einem Prismenabdecktest.
- Untersuchung des vorderen und hinteren Fundus in Mydriasis.
- Zykloplegische Refraktion: Bei Kindern, um eine akkommodative Esotropie auszuschließen
- Neurologische Untersuchung: RAPS? Ptosis? Gesichtsensibilität? Gleichgewicht? Extremitätenkraft und Koordination?
- MRT/CT des Kopfes bei Verdacht auf Hirnnervenlähmung oder ZNS-Läsion.

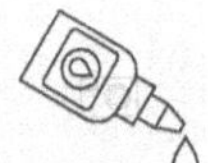

- Sofortige Therapie bei Traumata, Tumoren oder ZNS-Infektionen.
- Konservative Behandlung:
- Beobachtung: Häufig bei mikrovaskulären Hirnnervenlähmungen (z. B. bei Erwachsenen mit DM).
- Okklusion/Abdeckung/mattierte Gläser: Transitorische Beseitigung der Diplopie und Verhinderung einer Suppression bei Kindern.
- Fresnel-Prismen zur Neuausrichtung der Bilder bei symptomatischer Diplopie bis zur endgültigen Behandlung.
- Orthoptische Therapie: Nützlich in ausgewählten Fällen von komitantem Strabismus oder dekompensierter Phorie.
- Botulinumtoxin-Injektion: Minimalinvasive, dosisangepasste Therapie, geeignet für akute erworbene komitante Esotropie (AACE) und ausgewählte paralytische Strabismen.
- Strabismus-Chirurgie.

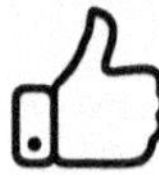

- Kinder: Dringende Untersuchung und sofortige Therapie bei potenzieller Amblyopie oder zugrunde liegender ZNS-Pathologie.
- Erwachsene: Vor der Einstufung als „idiopathisch" zugrunde liegende Ursachen ausschließen; Begleiterkrankungen (z. B. DM, AHT etc.) behandeln.

6.2 Retrobulbärneuritis (RBN)

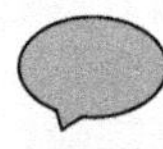

– Sehstörungen: Plötzliche, oft subakute unilaterale Visusminderung? Verminderte Farbwahrnehmung? Rotentsättigung?
– Schmerzen: Periokulare oder retroorbitale Schmerzen, die sich bei Augenbewegungen verschlimmern?
– Lateralität: In der Regel einseitig.
– Begleitende neurologische Symptome: Kürzlich aufgetretenen Infektionen? Schwäche? Paresthäsien?
– Vorgeschichte: Frühere Episoden von Optikusneuritis oder demyelinisierenden Erkrankungen? Immunsuppressive Therapie? Systemische Autoimmunerkrankungen?
– Risikofaktoren und Expositionen: Kürzlich erfolgte Impfungen, Infektionen oder Toxinexposition? Neurologische oder Autoimmunerkrankungen in der Familienanamnese?

- Klinische Untersuchung:
- Visusmiderung.
- Farbtests (z. B. Ishihara-Tafeln) pathologisch.
- RAPD häufig vorhanden.
- Zentrale oder centrocecale Skotome.
- Fundusuntersuchung: Unauffällige Papille: *„Der Patient sieht nichts, der Arzt sieht auch nichts."*
- Bildgebung
- MRT des Gehirns und der Orbita mit Gadoliniumkontrastmittel: MS?
- MRT: Kompressive oder infiltrative Ursachen ausschließen.
- OCT
- Kann akut eine normale Nervenfaserschichtdicke zeigen, wobei sich Wochen später eine einfache Optikusatrophie entwickelt.
- Wenn im Notdienst möglich: VEP
- Verzögerte Latenzzeit, verminderte Amplitude.
- Laboruntersuchungen
- infektiologische Serologien, Autoimmunpanel oder eine Lumbalpunktion bei Verdacht auf MS oder Neuromyelitis optica (NMO).

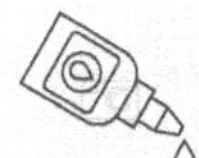

- Kortikosteroide:
- Hochdosierte intravenöse Gabe von Methylprednisolon (z. B. 1 g täglich über 3 Tage) gefolgt von einer oralen Prednison-Ausleittherapie beschleunigt die Sehkraftwiederherstellung, hat jedoch keinen Einfluss auf das langfristige Sehvermögen.
- Prednison allein in Standarddosen wird aufgrund des erhöhten Rückfallrisikos nicht empfohlen.
- Behandlung der Grunderkrankungen.
- Neurologisches Konsil: Auschluss MS oder NMO.
- Therapie systemischer Infektionen oder Autoimmunerkrankungen.

6.3 Horner-Syndrom

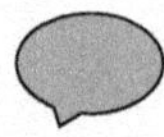

- Symptombeginn und -verlauf: Beginn: plötzlich? oder allmählich? Ein akuter Beginn kann auf vaskuläre oder traumatische Ursachen hindeuten, langsamere oder stabile Symptome auf angeborene oder neoplastische Ursachen hinweisen.
- Augensymptome: Ptosis palpebralis, Miosis, Pseudoenophthalmus, unilateral.
- Begleitende Symptome: Anhidrose auf der betroffenen Gesichtshälfte? Bei Kindern mit angeborenem Horner-Syndrom kann eine Heterochromie iridis vorhanden sein.
- Schmerzen und neurologische Symptome: ipsilaterale Kopf-, Nacken- oder Gesichtsschmerzen? (Karotis-Dissektion ausschließen). Arm- oder Schulterschmerzen oder -schwäche? Verletzung des Plexus brachialis ausschließen.
- Systemische Symptome: Kürzlich erlittenes Trauma? Operationen? Tumore oder vaskuläre Ereignisse im Bereich des Halses, der Brust oder des Hirnstamms? Pancoast-Tumor?
- Weitere neurologische Befunde: Dysphagie? Heiserkeit? Schwäche der Gliedmaßen? Parästhesien?
- Familienanamnese und angeborene Erkrankungen. Bei pädiatrischen Fällen: Familienanamnese? Geburtskomplikationen?

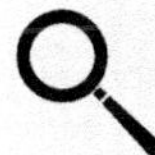

- Klinische Symptome:
- Ptosis palpebralis.
- Miosis: Anisokorie, die bei schwachem Licht deutlicher sichtbar ist.
- Dilatationsverzögerung
- Heterochromie iridis: In angeborenen oder langjährigen Fällen.
- Anhidrose.
- Pseudoenophthalmus.
- Pharmakologische Tests:
- Apraclonidin-Test: Apraclonidin (alpha-adrenerger Agonist-)Tropfen bewirken eine Umkehrung der Anisokorie, indem sie die betroffene Pupille aufgrund einer Denervationsüberempfindlichkeit erweitern.
- Kokain-Test: Kokain-Tropfen blockieren die Noradrenalin-Wiederaufnahme und bewirken eine Erweiterung der normalen Pupille; die betroffene Pupille mit sympathischer Störung erweitert sich nicht.
- Hydroxyamphetamin-Test: Durch Stimulierung der Noradrenalin-Freisetzung: Lokalisierung der Läsion in Neuronen erster, zweiter oder dritter Ordnung.
- Bildgebende Untersuchungen:
- Unverzichtbar zur Lokalisierung der Läsion, die das Horner-Syndrom verursacht.
- MRT des Gehirns, des Halses und der Lunge.
- CT oder Röntgen der Lunge: Tumoren an der Lungenapex (z. B. Pancoast-Tumor) ausschließen.
- Echo der Halsschlagadern zur Erkennung von Dissektionen.
- Zusätzliche Untersuchungen:
- Neuro-Konsil.
- Schweißtests.

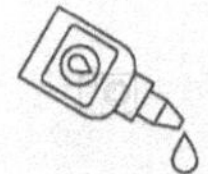

– Behandlung der zugrunde liegenden Ursache.
– Vaskuläre Ursachen: Karotis-Dissektion - sofortige Intervention.
– Tumoren - Chirurgische, chemotherapeutische oder radiotherapeutische Therapie.
– Trauma - Chirurgie.
– Infektionen oder entzündliche Ursachen.
– Überwachung und Nachsorge:
– Je nach Ursache Zusammenarbeit mit Neurologie, Gefäßchirurgie, Pulmologie oder Onkologie.

6.4 Akute Pupillenstörungen/Anisokorie

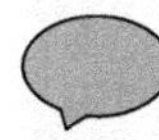

– Beginn und Verlauf: Plötzlich? (Okulomotoriusparese, akutes Winkelverschlussglaukom, traumatische Irisverletzung, Uveitis anterior, etc.). Allmählich? Statisch? Progressiv?
– Begleitende Sehstörungen: Fragen Sie nach verschwommenem Sehen. Diplopie? Photophobie? Augenschmerzen? Visusminderung? Farbsehstörungen?
– Schmerzen: Periokulare oder orbitale Schmerzen mit Pupillensymptomen deuten auf entzündliche oder ischämische Ursachen hin (z. B. Iridozyklitis, akutes Winkelblockglaukom, Optikusneuritis).
– Neurologische Symptome: Kopfschmerzen, Ptosis, Ophthalmoplegie, Bewusstseinsstörungen, Hemiparese: Aneurysma, Ictus oder kompressive Läsionen ausschließen.
– Trauma oder Operation in der Vorgeschichte: Kürzlich erlittenes Bulbus-/Orbitatrauma, eine intraokuläre, orbitale Operation.
– Systemische Erkrankungen: DM? AHT? Autoimmunerkrankungen? Infektionen?
– Medikamenteneinnahme/-exposition in der Anamnese: Einnahme oder versehentliche Exposition gegenüber Medikamenten oder Wirkstoffen, die die Pupillengröße beeinflussen (z. B. Scopolamin, topische Anästhetika, Drogen, etc). Die lokale Exposition gegenüber pharmakologischen Wirkstoffen (z. B. Mydriatika, Miotika, Toxine) kann eine Anikorie erklären.

– Pupillenuntersuchung.
– Größe bei Licht und Dunkelheit: Anisokorie bei Licht oder Dunkelheit stärker?
– *Eine stärkere Anisokorie bei Dunkelheit* deutet auf eine Störung des sympathischen Nervensystems hin (kleine Pupille – z. B. Horner-Syndrom).
– *Eine stärkere Anisokorie bei Licht* deutet auf eine Störung des parasympathischen Nervensystems hin (große Pupille – Pupillotonie, Okulomotorische Parese, Adie-Syndrom).
– Pupillenlichtreflex und die Nahreaktion untersuchen.
– „Segmentale Paresen" der Pupille, „tonische" Merkmale beobachten.
– Spaltlampenuntersuchung
– Vordere Uveitis (Iritis/Iridocyclitis), traumatische Irisverletzungen ausschließen.
– Neurologische und okulomotorische Untersuchung
– Ptosis, Ophthalmoplegie, Motilitätseinschränkung des Bulbus
– Pharmakologische Untersuchung
– Bildgebende Untersuchungen
– CT-Angiographie, MRT des Gehirns, der Orbita, des Halses und der Lunge.
– Weitere Untersuchungen
– Perimetrie.
– IOD Messung
– Bluttests auf entzündliche oder infektiöse Ursachen

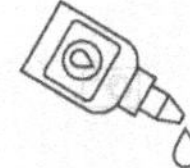

- Notfälle:
- *Eine Parese des dritten Hirnnervs mit Pupillenbeteiligung* bei Aneurysmakompression: sofortige Intervention.
- *Akutes Winkelverschlussglaukom:* sofortige medikamentöse und chirurgische Senkung des Augeninnendrucks (YAG-Iridotomie).
- *Karotis-Dissektion*, die ein Horner-Syndrom verursacht: Chirugie.
- Entzündliche oder infektiöse Ursachen:
- Therapie von Iritis oder Iridozyklitis mit topischen Kortikosteroiden und Zykloplegika.
- Antimikrobielle, antivirale Medikamente bei infektiöser Uveitis oder neuro-ophthalmischen Infektionen.
- Pharmakologische Anisokorie
- Absetzen des auslösenden Wirkstoffes.
- Mechanische/traumatische Ursachen
- Strukturelle Irisverletzungen nach Trauma: Pupilloplastie.
- Idiopathische oder gutartige Varianten:
- Die Adie-Pupillonie kann konservativ behandelt werden. Bei Bedarf können Pilocarpin-Tropfen die Symptome lindern.
- Physiologische Anisokorie erfordert keine Behandlung.

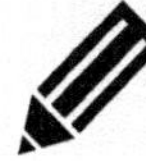

6.5 Migraine ophthalmique

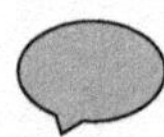

– Symptombeginn und -verlauf: Plötzliches oder allmähliches Auftreten vorübergehender Sehstörung? Vorausgegangene oder begleitende Kopfschmerzen? (Dauer weniger als 60 Min.).
– Visuelle Aura: Flimmernde Skotome? Lichtblitze? Vorübergehende Gesichtsfeldausfälle? Vorübergehende Störungen des monokularen Sehens?
– Kopfschmerzen: Visuelle Symptome, die innerhalb von 60 min von Kopfschmerzen folgen? Einseitig, pochend und mit Übelkeit oder Licht- und Geräuschempfindlichkeit.
– Symptomverlauf und -dauer: Sehstörungen innerhalb von Minuten fortschreitend entwickelt und vollständig abgeklungen?
– Begleitende neurologische Symptome: Parästhesien? Sprachveränderungen? Schwäche in den Gliedmaßen?
– Auslöser und Risikofaktoren: Stress? Schlafstörungen? hormonelle Veränderungen? Bestimmte Lebensmittel (Schokolade, verarbeitetes Fleisch), Alkohol, Rauchen, sensorische Reize (helles Licht, laute Geräusche) und Wetteränderungen sind häufige Auslöser.
– Vorgeschichte von Augen- und neurologischen Erkrankungen: Migräne in der Vorgeschichte? Früheren Augenerkrankungen? Vaskulären Risikofaktoren und Migräne oder Schlaganfälle in der Familienanamnese?

- Klinische Diagnose: basierend auf der Anamnese und dem Ausschluss anderer Ursachen. Gemäß den Kriterien der International Headache Society
- Vorliegen von mindestens zwei Anfällen vollständig reversibler visueller Symptome, die mit einer Migräneaura übereinstimmen.
- Die visuellen Symptome entwickeln sich allmählich über einen Zeitraum von > 4 min und dauern weniger als 60 min.
- Die Kopfschmerzen treten innerhalb von 60 min nach den Sehstörungen auf (eine Aura ohne Kopfschmerzen ist jedoch möglich).
- Augenärztliche Untersuchung: Normal morphologischer Befund. Zwischen den Anfällen normal; Visus und Perimetrie außerhalb der Episoden in der Regel intakt. Keine bleibenden Defizite.
- Zusätzliche Untersuchungen
- MRT des Gehirns und der Orbita: Ausschluss struktureller Ursachen bei atypischen Merkmalen, lang anhaltenden Symptomen oder neuem Auftreten bei älteren Patienten.
- Perimetrie: Vorübergehende und verbleibende Defekte dokumentieren.
- BKS, CRP bei Verdacht auf eine Arteriitis temporalis.
- Wichtigstes diagnostisches Merkmal: Die visuelle Aura bei der Migräne ophthalmique ist binokular und spiegelt einen *kortikalen* Ursprung wider, im Gegensatz zur *retinalen Migräne*, die monokulare Symptome verursacht und sehr selten auftritt.

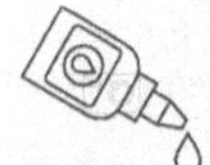

- Akutbehandlung:
- Symptomatische Behandlung während der Anfälle mit Analgetika wie NSAIDs (Ibuprofen, Aspirin) oder Paracetamol.
- Triptane können angewendet werden, wenn die Migräne nach der Aura auftritt und die Anfälle mittelschwer bis schwer sind.
- Antiemetika bei Übelkeit.
- Vermeidung bekannter Auslöser und Anpassung der Lebensweise (Stressbewältigung, Schlafhygiene).
- Präventive Therapie:
- Betablocker (Propranolol), Kalziumkanalblocker, Antiepileptika (Topiramat) oder Antidepressiva (Amitriptylin).
- Magnesiumpräparate können hilfreich sein.
- Aufklärung des Patienten: Gutartige, selbstlimitierende Natur. Vermeidung von Auslösern.

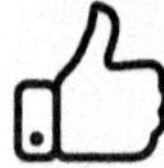

- Differentialdiagnosen der Migräne ophthalmique
- Transitorische ischämische Attacke (TIA) oder Amaurosis fugax.
- Netzhautablösung oder Glaskörpererkrankungen.
- Optikusneuritis oder AION.
- Hintere Uveitis.

Flow-Charts

Inhaltsverzeichnis

B. Hohberger et al., *Mein erster Dienst Augenheilkunde*,
https://doi.org/10.1007/978-3-662-68407-8_7

7.1 Leitfaden Visusminderung

Die Visusminderung stellt ein häufiges, zentrales klinisches Symptom im ophthalmologischen Dienst dar und kann auf eine Vielzahl unterschiedlicher Pathologien hinweisen. Sie reicht von einfach korrigierbaren refraktiven Fehlern bis hin zu schwerwiegenden Erkrankungen der Netzhaut, des Sehnervs oder des vorderen Augenabschnitts. Eine systematische Herangehensweise zur Ursachenfindung ist daher unerlässlich, um die genaue Ätiologie zu bestimmen. Ziel dieses Leifadens ist es, durch eine systematische Herangehensweise eine höhere diagnostische Präzision zu erreichen, um gezielt und schnell die mögliche Ursache zu erkennen.

Differentialdiagnosen der unklaren Visusminderung (ohne Garantie auf Vollständigkeit)

- ***Vorderer Augenabschnitt***

1. **Refraktionsfehler** (Myopie, Hyperopie, Astigmatismus, Presbyopie)
2. **Trockenes Auge/Sicca-Syndrom**
3. **Hornhauttrübungen** (z. B. nach Infektionen, Dystrophien, Narben, akutem Keratokonus mit Hydrops)
4. **Irregulärer Astigmatismus** (Keratokonus, Keratoglobus, usw.)
5. **Glaukomanfall** (z. B. Winkelblock)
6. **Katarakt**

- ***Mittlerer Augenabschnitt (Glaskörper)***

1. **Glaskörpertrübungen** (Floater)
2. **Glaskörperblutung**
3. **Endophthalmitis** (z. B. postoperativ, endogen)

- ***Hinterer Augenabschnitt (Netzhaut, Aderhaut, Sehnervenkopf)***

1. **Makuladegenerationen**
2. **Makulaödem**
3. **Diabetische Retinopathie**
4. **Zentralvenen- oder Arterienverschluss** (oder Astverschlüsse)
5. **Netzhautablösung**
6. **Retinitis** (z. B. bei Infektionen wie CMV, Toxoplasmose)
7. **Glaukom**

- ***Neurologische Ursachen***

1. **Papillenödem** (z. B. bei erhöhtem Hirndruck)
2. **Optikusneuritis** (z. B. infektiös, Multiple Sklerose), **einfache Optikusatrophie**
3. **Ischämische Optikusneuropathie** (AION/NAION --> Ausschluss einer arteriitischen Ursache)
4. **Chiasmatische Läsionen** (z. B. durch Tumoren wie Hypophysenadenom)
5. **Rindenblindheit** (kortikale Blindheit)
6. **Migräne mit Aura** (vorübergehende Visusstörung/ Gesichtsfeldausfälle)
7. **Schlaganfall** (z. B. im Bereich der Sehrinde oder Sehbahn)
8. **Psychogene Ursachen** (Visusminderung ohne objektives Korrelat, ggf. auch Aggravation)

Anamnese	– Welche Beschwerden (Augenseite?) – Beschwerdendauer/-eintritt (akut vs. perakut vs. schleichend?) – Verlauf (progredient, stagnierend?) – Auslöser erinnerlich (Trauma?) – Begleitsymptomatik – Voroperationen, Vorerkrankungen (Amblyopie, Strabismus, chronische Augenerkrankungen usw.) – (Augen-)Medikation, allgemeine orerkrankungen – Familien-/Fremdanamnese
Visus-erhebung	– objektive, subjektive Visusbestimmung (bestkorrigiert) – additiv stenopäische Lücke (ggf. Hinweis auf refraktives Problem) – Laserinterferenz-Visus
Neuro-ophthalmo-logischer Status	– Prüfung der efferenten Pupillenreaktion – Prüfung der relativen affarenten Pupillenstörung (RAPS) – Motilität (Doppelbilder, Nystagmus?), Motilitätsschmerz (Retropulsionsschmerz?) – Farbsinntestung (Rotentsättigung?)

Spalt-lampen-untersuchung	– Vorderaugenabschnitt: Lider, Konjunktiva, Tränenfilm, Hornhaut (ggf. Fluoreszein-Test), Vorderkammer (Zellen/Tyndall?), Pupille, Iris, Lens, Glaskörper – Augeninnendruck – Funduskopie (erst zentral ohne Mydriasis, ggf. nach Perimetrie in Mydriasis): Netzhautstatus (Blutungen/Ödem/Amotio, usw.), Papillenstatus (Ödem, Blutung, Blässe, Glaukom, usm.), Makula (Ödem, Blutung, Degeneration, kirschroter Fleck, usw.)
Erweiterte Diagnostik	– OCT (Makula/Papille) – Perimetrie (Außengrenzen/Blinder Fleck/Skotome?) – Hornhauttopographie (Keratokonus, Keratoglobus, usw.) – Fluoreszenz-Aniographie/OCT-Angiographie (Ischämien/Leckagen/Neovaskularisationen) – Elektrophysiologie: VEP, ERG – Bildgebung (MRT Orbita/Schädel) – Labordiagnostik (z.B. Blutsenkungsgeschwindigkeit bei V. a. Arertiitis temporalis, Entzündungswerte, ggf. im Verlauf spezifische Diagnostik)
Weitere Maßnahmen	– Überweisung an andere Fachdisziplinen (Neurologie, Psychiatrie, Innere Medizin, usw.)

7.2 Das rote Auge

(Siehe Abb. 7.1)

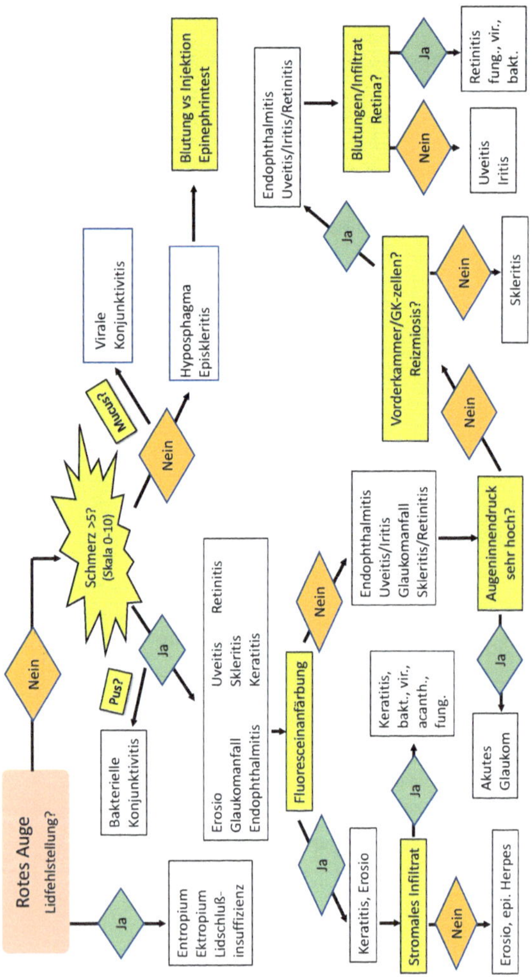

Rotes Auge
Lidfehlstellung?
Ja
Entropium
Ektropium
Lidschluß-insuffizienz
Nein
Schmerz >5?
(Skala 0-10)
Ja
Pus?
Bakterielle Konjunktivitis
Erosio
Glaukomanfall
Endophthalmitis
Uveitis
Skleritis
Keratitis
Retinitis
Fluoresceinanfärbung
Ja
Keratitis, Erosio
Stromales Infiltrat
Ja
Keratitis, bakt., vir., acanth., fung.
Nein
Erosio, epi. Herpes
Nein
Endophthalmitis
Uveitis/Iritis
Glaukomanfall
Skleritis/Retinitis
Augeninnendruck sehr hoch?
Ja
Akutes Glaukom
Nein
Vorderkammer/GK-zellen?
Reizmiosis?
Ja
Endophthalmitis
Uveitis/Iritis/Retinitis
Blutungen/Infiltrat Retina?
Nein
Uveitis
Iritis
Ja
Retinitis fung., vir., bakt.
Nein
Skleritis
Nein
Mucus?
Virale Konjunktivitis
Hyposphagma
Episkleritis
Blutung vs Injektion
Epinephrintest

Abb. 7.1 Das rote Auge ohne Trauma

Das Kind als Patient

B. Hohberger et al., *Mein erster Dienst Augenheilkunde*,
https://doi.org/10.1007/978-3-662-68407-8_8

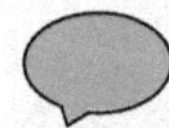

- Frühgeborenes?
- Allgemeinerkrankungen?
- Familienanamnese (Myopie, Retinoblastom?)

- Leukokorie
- RAPS
- Altersgerechte Prüfung der Sehschärfe
- Auffällige Schielstellung
- Untersuchung des vorderen Augenabschnittes mit Spaltlampe oder Handspaltlampe (HH-Trübung, Haab'sche Linien, Irisfehlbildung (Kolobom, Axenfeld-Rieger-Anomalie), kongenitale Katarakt)
- Ggf. Bestimmung des HH-Durchmessers
- Bei Glaukomverdacht IOD-Messung (i-Care)
- Echographie (Retinoblastom, PHPV, Amotio)
- Fundusinspektion in Mydriasis
- Ggf. Skiaskopie zur objektiven Refraktionsbestimmung

- CAVE: Das Einverständnis für eine Narkoseuntersuchung oder einen operativen Eingriff im Kindesalter ist stets von beiden Elternteilen einzuholen.

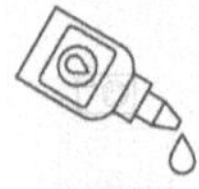

- Eine Narkoseuntersuchung kann notwendig sein, wenn eine Untersuchung des Kindes anders nicht möglich ist, oder wenn aus der Untersuchung gravierende therapeutische Konsequenzen entstehen oder ein operatives Vorgehen sehr wahrscheinlich indiziert ist.

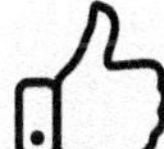

– Um das Verständnis und Vertrauen der Eltern zu gewinnen, ist es sinnvoll, den Untersuchungsgang verständlich zu schildern.

– Bei komplexen Fehlbildungen oder syndromalen Erkrankungen kann die Aufnahme für eine Narkoseuntersuchung über die Kinderklinik indiziert sein.

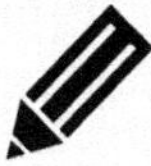

Schwangerschaft

B. Hohberger et al., *Mein erster Dienst Augenheilkunde*,
https://doi.org/10.1007/978-3-662-68407-8_9

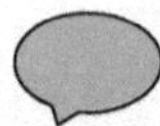

- Seit wann Sehstörungen?
- Schmerzen?
- Welche SS? Verlauf der SS? Erste SS?
- Beschwerden bei früheren SS?
- Bluthochdruck, Diabetes bekannt?
- Ödeme?
- Medikamentenunverträglichkeiten?
- Mutterpass? Vorsorge?

- Visus, Refraktion im Vergleich zu evtl. Brillenordo
- Spaltlampenbefund und Tränenfilm
- Augeninnendruckmessung wie immer
- Pupillenerweiterung mit Tropicamid möglich
- Fundusuntersuchung nach diabetischen/hypertensiven Veränderungen
- OCT der Macula wegen CRCS oder exsudativer Ablatio retinae
- Papillenödem bei Pseudotumor cerebri?
- Gesichtsfeldmessung wegen möglicher Größenzunahme eines Hypophysenandenoms
- Peripartale Hyposhagmata möglich

CAVE: Schwangerschaft ist keine Krankheit. Es können jedoch Augenbeschwerden und Kontraindikationen für Medikamente mit ihr verbunden sein.

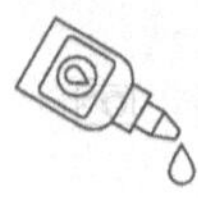

- Behandlung der zugrundeliegenden Erkrankung
- Beachte Indikation und Kontraindikation von lokalen und systemischen Medikamenten (Literatur und Homepages wie www.embryotox.de)
- Bei lokalen Eingriffen Bupivacain Medikament der Wahl
- Gynäkologisches Konsil vor und nach operativen Eingriffen in Allgemeinanästhesie
- Achte auf Lagerung bei operativen Eingriffen

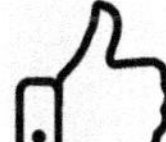

Bei sorgfältiger Beachtung der besonderen Umstände der Schwangeren kann diese regulär augenärztlich versorgt werden

Da die werdende Mutter beunruhigt ist und ihr im Vorfeld meist von Zuweisern mit Furcht begegnet wird ist ein ruhiges, kompetentes Auftreten gegenüber der Patientin wichtig. Immer den Fach-/Oberarzt heranziehen.

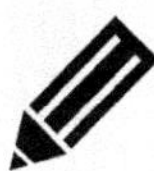

Die konsiliarische Untersuchung am Bett

B. Hohberger et al., *Mein erster Dienst Augenheilkunde*,
https://doi.org/10.1007/978-3-662-68407-8_10

Die konsiliarische Untersuchung am Bett stellt eine wichtige Untersuchung für all die Patient:innen dar, die aus gesundheitlichen Gründen nicht vor Ort zu Ihnen in die Praxis/Klinik kommen können. Wenn auch nicht eine derartig detaillierte ophthalmologische Untersuchung wie vor Ort in der ophthalmologischen Praxis oder Spezialsprechstunde möglich ist, so können doch sehr wichtige, teils richtungsweisende Befunde erhoben werden. Zum Beispiel ein orientierendes Gesichtsfeld mittels Fingerperimetrie. Viele Patient:innen sind ansprechbar und können ihre Beschwerden gezielt äußern. Bei all den Patient:innen, die z. B. intubiert intensivpflichtig nicht in der Lage sind, mit uns zu kommunizieren, können wir eine Befundung des vorderen und hinteren Augenabschnittes durchführen. Bei speziell dieser Patientengruppe ist neben der spezifischen Fragestellung auch stets auf einen adäquaten Lidschluss zu achten, da sonst Erosiones der HH oder BH entstehen können, die eine pflegende und antibiotische Abdeckung benötigen. Hier können wir bereits präventiv für die Patienten aktiv werden. Die Untersuchung wird in der Regel mit einer Handspaltlampe oder, wenn vorhanden, einem Kopfophthalmoskop durchgeführt. Zur adäquaten Funduskopie benötigen Sie eine ausreichende Mydriasis. Je nach Fragestellung sollte vorher ggf. die Prüfung einer relativen afferenten Pupillenstörung (RAPD) erfolgen. Sprechen Sie mit dem behandelnden Arzt Ihre erhobenen Befunde durch und initiieren Sie, wenn notwendig, ein gemeinsames Therapieschema für den Patienten. Denken Sie auch an die entsprechende Dokumentation der Befunde vor Ort.

Wichtige Utensilien

- Lesetafel
- Handspaltlampe oder Kopfophthalmoskop
- Mydriatica (Funduskopie)
- Fluorescein (Anfärbung der HH)
- 20er-Lupe
- Stieltupfer
- Conjucain
- Fremdkörpernadel
- ggf. mobiles Gerät zur Tensio-Messung

GPSR Compliance

The European Union's (EU) General Product Safety Regulation (GPSR) is a set of rules that requires consumer products to be safe and our obligations to ensure this.

If you have any concerns about our products, you can contact us on ProductSafety@springernature.com

In case Publisher is established outside the EU, the EU authorized representative is:

Springer Nature Customer Service Center GmbH
Europaplatz 3
69115 Heidelberg, Germany

Batch number: 10130005

Printed by Printforce, the Netherlands